하루 3분,
눈이 좋아지는 기적의 그림

KB174877

하라다 고이치 지음

근시, 원시, 난시, 노안
어떠한 문제성 눈이든
좋아질 수 있다!

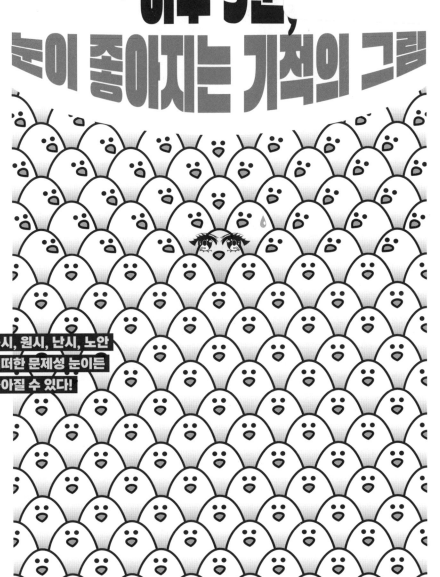

라라

오른쪽에 그려진 줄무늬를 잘 보세요.

눈을 부릅뜨고 집중해서 봐주세요.

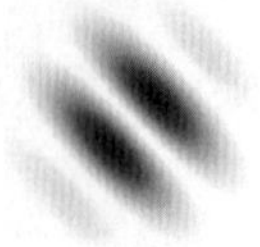

어떠신가요? 신기하게도 눈 안쪽이 자극되어

시야가 넓어진 것 같은 느낌이 들지 않나요?

그렇습니다. 이 줄무늬가 바로 세계에서 유일하게

시력 회복에 도움을 줄 수 있다고

과학적으로 증명받은 '가보르패치'입니다.

그리고 이 가보르패치를 활용한 시력법을

'가보르아이'라고 부릅니다.

근시, 노안, 난시, 원시……

'가보르아이'는 어떤 시력이든 회복시킬 수 있습니다. 또한, 연령대와 상관없이 어린이부터 어르신까지 누구나 쉽게 따라할 수 있습니다. 사실, 지금까지의 시력 회복법은 대부분 근시 교정을 위한 것이었으며, 노안에는 큰 효과가 없었습니다. 이는 곧 증상마다 회복법이 각기 다름을 의미합니다.

하지만 가보르아이는 증상과 연령대를 떠나 모두가 폭 넓은 효과를 볼 수 있습니다. 바로 '눈'이 아닌 '뇌'를 회복하는 방식이기 때문이지요. 눈을 통해 들어온 정보가 뇌에서 처리될 때의 능력을 키워주는 것이 바로 '가보르아이'입니다.

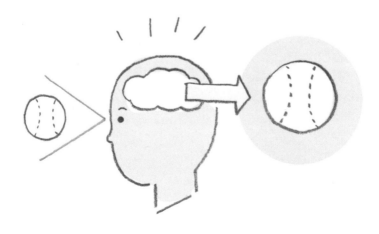

가보르패치는 물리학자인 데니스 가보르 박사에 의해 고안되었습니다. 뇌의 '시각령'을 자극하도록 만들어진 도형이지요.

바꾸어 말하면 시력이 아니라, 눈으로 들어온 정보의 처리 능력 자체를 올려주기 때문에 우리 눈이 어떤 문제를 가졌는지와 상관없이 다 잘 볼 수 있도록 만들어 줍니다.

하루에 단 3분, 가보르패치를 보는 것만으로도 시력이 회복됩니다. 일단 2주만 꾸준히 지속해 볼까요?

다만, 이런 도형을 그저 바라보며 3분을 유지하기는 쉽지 않습니다. 금세 질리거나 집중력이 떨어지기 마련이지요. 그러므로 매일 집중해서 가보르패치를 볼 수 있도록 여러 가지 장치를 만들어 두었습니다.

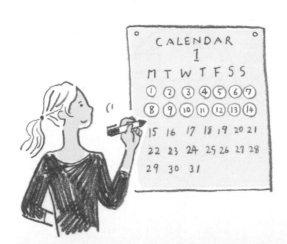

Q. 아래 그림에서 좋아하는 모양을 선택해 그것과 같은 모양을 전부 찾아보세요.
모두 찾으면 다른 모양을 선택해 같은 절차를 반복하세요.

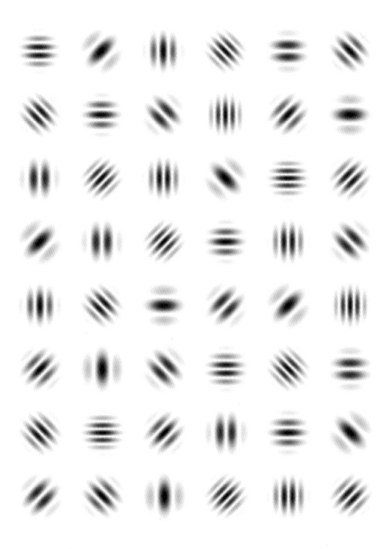

▶ 정답은 135쪽

어떠셨나요?

도형을 유심히 살피며 집중하게 되지 않으셨나요?

감사하게도 이 방법을 소개한 전작, 『3분만 바라보면 눈이 좋아진다』는

독자 여러분께 많은 사랑을 받는 베스트셀러가 되었습니다.

하지만 한편으로 많은 분께 이런 요청을 받기도 했습니다.

① 조금 더 쉽게 계속 바라볼 수 있도록
   재미 요소를 추가해 주세요!
② 더 많은 연습 문제를 실어 주세요!

이러한 기대감에 부응하고자 여러 가지 방법을 시도했고, 많은 시행착오

끝에 이 책을 펴낼 수 있게 되었습니다.

자, 그러면 다음 페이지도 한번 체험해 볼까요?

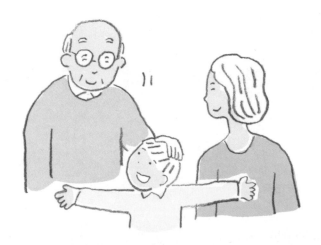

Q. 아래에 표시된 순서를 반복해 GOAL까지 나아가세요.

START

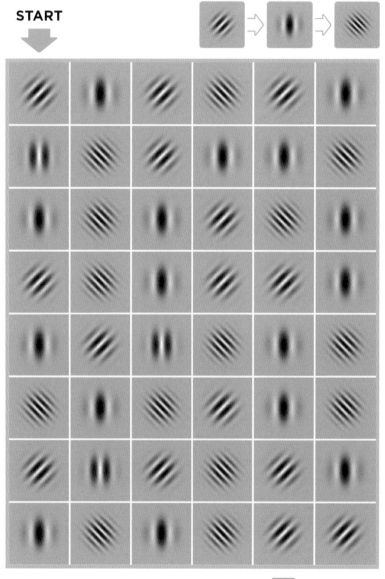

▶ 정답은 132쪽

GOAL

어떠셨나요?

패치를 자세히 들여다보며 몰두할 수 있게 되지 않으셨나요?

이처럼 이번 책에서는 즐겁게 시도해 볼 수 있는 문제들을 많이 준비해

① 조금 더 쉽게 계속 바라볼 수 있도록
   재미 요소를 추가해 주세요!

라고 말씀하신 여러분의 첫 번째 요청을 충족시켜 드릴 수 있도록 구성
했습니다.

그런데 여러분, 혹시 퍼즐의 정답을 찾으셨나요?

못 풀어도 걱정하지 마세요. 시력을 회복하기 위해서는 가보르패치를 집
중해서 보는 것만이 중요하기 때문입니다. 게다가 하루에 단 3분이면 충
분하므로, 3분 만에 풀지 못한다 한들 다음 날 또 도전하면 됩니다.

열심히 집중해서 풀려고 하는 그 자체가 시력 회복의 포인트라는 사실
을 잊지 마세요.

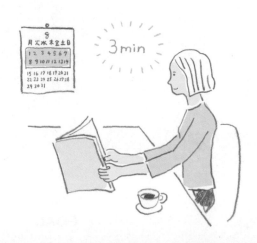

이 책에는 문제를 최대한 많이 실으려고 노력했고, 그 결과 총 56개의 문제를 제작할 수 있었습니다. ② 더 많은 연습 문제를 실어 주세요! 라고 말씀해 주신 기대에 부응할 수 있도록 최대한 알차게 구성했습니다.

가보르아이는 시력 회복 효과를 높이기 위해 처음 2주는 가능하면 매일, 혹은 이틀에 한 번씩 하시는 것을 권장합니다. 그 이후에는 일주일에 2~3회를 기준으로 계속해 보시는 것을 추천드립니다.
실제 연구 결과에 따르면 딱 2주만 진행해도 효과가 반년 정도 지속되었다고는 하나, 개인차가 있으므로 조금씩 꾸준히 하시기를 당부드립니다.

이 책을 활용하면 2~6개월 정도 트레이닝 할 수 있으니 많이 활용해 주셨으면 합니다.

준비는 다 되셨나요?
그럼, 이제 출발하겠습니다!

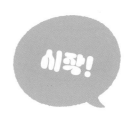

가보르아이 트레이닝 방법과 네 가지 포인트

Point 1

하루 한 번, 3분만!

하루 한 번, 3~10분 정도 바라보시면 됩니다. 다만, 10분 동안 멍하니 하는 것보다 차라리 집중해서 3분 간 보는 것이 더 효과적입니다. 집중한다면 문제를 끝까지 풀지 않아도 괜찮습니다.

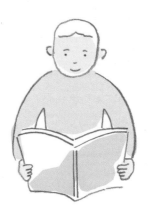

Point 2

편안한 공간에서 하기

가보르아이는 집중해서 가보르패치의 줄무늬를 보는 것이 중요합니다.
그러므로 여유가 없는 시간대는 피하고, 가능한 저녁 시간에 편안한 공간에서 하는 것이 좋습니다.

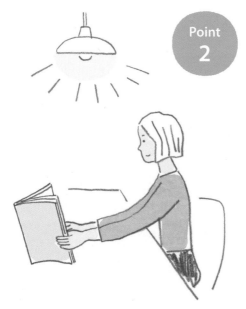

Point 3 처음 2주는 꾸준히 계속하기

처음 2주는 순조로운 진행을 위해 꾸준히
매일 하는 것을 추천합니다. 아울러, 시작
하기 전과 2주 후의 시력을 비교하여 재
보는 것이 좋습니다.
확실한 효과를 실감할 수 있으니 의욕 또
한 더해지겠지요?

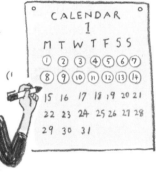

Point 4 렌즈, 안경, 돋보기를 착용한 상태에서도 가능!

앞서 말했듯 가보르패치의 줄무늬를
보는 것이 핵심입니다. 그러므로 렌
즈, 안경, 돋보기를 착용한 상태에서
진행해도 괜찮습니다.

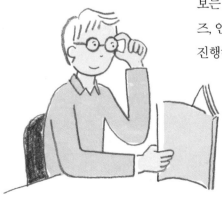

쉽고 재미있는데
시력까지 좋아지다니!

피험자 22명이 가보르아이를 2주 동안 체험했습니다. 체험하기 전과 후의 시력을 측정한 결과, 22명 중 18명의 시력이 회복되는 결과를 보여주었습니다. 맨눈 시력이 0.6 → 1.2, 노안 시력이 0.7 → 1.0으로 향상된 것을 비롯해 다양한 효과가 드러났지요. 그럼 여기서 체험자들의 경험담을 한 번 들어 볼까요?

노안이 0.3이나 좋아져 1.0으로!
돋보기안경을 사기 전에 이 책을 만났다면
얼마나 좋았을까요!

나카야마 고지 (40대 · 남)

40대 중반에 접어들면서 노안 증상을 체감하기 시작했습니다. 최근에는 혼잡한 지하철 안에서 핸드폰 화면을 보는 것도 힘들더라고요. 그길로 곧장 돋보기안경을 샀습니다.

그러던 차에 가보르아이를 알게 되어 체험해 봤는데, 바로 효과를 실감할 수 있었습니다. 계속하지 않으면 원래 상태로 돌아오기에 습관적으로 매일 해야 하지만, 눈으로 따라가기만 하면 되니 귀찮거나 복잡하지 않아 누구나 꾸준히 할 수 있을 것 같네요.

돋보기 안경을 사기 전에 이 책을 만났다면 얼마나 좋았을까요!

양쪽 눈 시력이 0.5나 좋아졌어요!
꾸준히 하면 확실히 눈이 좋아지네요

구니나카 유키 (40대 · 여)

시작한 지 4~5일째 되는 날부터 잘 보이기 시작했어요. 근시와 난시 증상은 여전했지만, 그동안 잘 보이지 않았던 글자들을 읽을 수 있게 되었습니다. 책장에 꽂힌 책 등의 글자 역시도 마찬가지였어요.

또한, 가보르아이를 계속하다 보니 평소에도 시력을 의식하게 됩니다. 자연스럽게 핸드폰을 멀리하고, 출퇴근 시간에 책을 읽는 습관까지 기를 수 있었지요.

꾸준히 하면 확실히 눈이 좋아집니다. 그래서 직장에서도 일하는 틈틈이 보려고 노력하고 있어요.

문제 유형이 다양해서 설레는 마음으로
다음 문제를 기다릴 수 있었습니다!

가토 마이 (40대 · 여)

문제 유형이 다양해서 설레는 마음으로 다음 문제를 기다리며 즐겁게 할 수 있었습니다. 시력도 왼쪽 눈이 1.0 → 1.5, 오른쪽 눈이 0.8 → 0.9로 좋아졌어요.

단 3분이라 해도 습관을 들이는 일이 꽤 어렵지 않을까 생각했지만, 재미가 있어 꾸준히 찾게 되더군요. 바쁠 때는 자투리 시간을 활용해 핸드폰으로 보고, 시간이 조금 있을 때는 책을 사용해서 진행할 수 있어 좋았습니다.

가보르패치 도형 자체도 '이것을 바라보고 있으면 시력이 회복되려나' 하는 마음에 나도 모르게 자꾸 바라보게 되더라고요. 참 신기한 매력을 가진 도형이네요.

속는 셈 치고 했는데,
근시도 노안도 양쪽 전부 시력이 올라갔어요!

야베 마사유키 (50대 · 남)

속는 셈 치고 가벼운 마음으로 잠깐 해보았습니다. 페이지마다 구성에 신경을 써서 만들어졌기에 즐겁게 할 수 있었습니다. 하루에 3분 정도만 하면 끝까지 못 풀어도 괜찮다고 되어 있어서 싫증을 잘 내는 저도 계속할 수 있었습니다.

결과적으로 오른쪽 눈이 0.4 → 0.6, 왼쪽 눈이 0.5 → 0.7로 좋아졌습니다. 노안 시력 역시 0.4 → 0.9, 왼쪽 눈이 0.8 → 1.0이 되었지요. 효과가 어찌나 큰지, 당분간은 계속해서 해볼까 합니다. 목표는 돋보기안경 없이 사는 것입니다!

매일 하지 않아도 시력이 회복되어
양쪽 눈 모두 또렷하게 보이기
시작했어요!

가사하라 마유코 (40대 · 여)

일이 너무 바빠서 매일 할 수는 없었습니다. 또한, 컴퓨터 앞에서 일하기 때문에 눈을 혹사시키는 데다가 자기 전에 핸드폰 만지는 습관이 있어 눈에 안 좋은 생활을 하고 있었습니다. 그럼에도 불구하고 시력이 좋아져서 정말 기쁘네요.

바쁜 일도 이제 거의 마무리 단계라, 지금부터는 매일 조금씩 꾸준히 해볼까 합니다. 가만히 바라보다 보면 도형 하나하나가 이전보다 또렷하게 보이기 시작하더군요. 양쪽 눈 모두 또렷이 보일 때는 다시 한쪽 눈으로만 보는 등의 변화를 통해 눈 근육에 다양한 자극을 줄 수 있다는 점 역시 좋았습니다.

열두 살 딸의 시력이 올라갔어요!
게임 하듯이 즐겁게 했답니다

이마다 미키코 (40대 · 여)

열두 살인 딸은 양쪽 눈이 모두 0.1이었지만, 체험 후 0.2가 되었습니다.
안경을 쓴 교정시력은 왼쪽 눈만 해도 0.4에서 0.6으로 대폭 올랐지요. 이전에 출간
된 책도 해봤지만, 게임처럼 할 수 있는 이번 책이 더 즐겁게 진행하기에 좋았던 것
같네요. 솔직히 2주 동안 꾸준히 할 수 없을 거라 생각했는데, 끝까지 해낼 수 있어
서 좋았습니다.

내 나이 일흔일곱,
시력과 노안까지 둘 다 좋아졌어요.
이 나이에도 효과가 있네요!

스기우라 지에코 (70대 · 여)

처음에는 딸이 해보라고 해서 할 수 없이 시작했지만, 문제 풀이 형식이라 즐거웠
고 또 집중해서 진행할 수 있었습니다.
저 같은 연령대의 시력도 회복될 수 있는지 의아했는데, 시력과 노안 시력 모두
0.1정도 회복되었으니 아주 만족합니다. 치매에도 효과가 있다고 들어서 더 열심히
해야겠다는 생각이 드네요. 앞으로도 꾸준히 하겠습니다.

이 책은 뇌에 자극을 줌으로써 시력을 부담 없이 회복하게 하는 즐거운 트레이닝북입니다. 근시, 노안, 난시, 원시 등을 개선하는 데 효과가 있을 뿐만 아니라 치매 예방 효과도 기대됩니다.

이렇게 적용 범위가 넓은 책이 어떻게 탄생했는지 설명하기에 앞서, 우선 제 경력부터 이야기하려 합니다. 저는 안과 전문의로서 병원에서 일하며 총 15만 명 이상의 환자를 진료했습니다. 근시나 노안을 앓는 환자분 대다수는 '조금이라도 시력을 회복하고 싶다'라며 지푸라기라도 잡는 심정으로 여러 방법을 시도해 보고는 합니다.

저 역시도 이런 분들을 효과적으로 치료하고자 오랫동안 국내외의 의학 논문이나 잡지를 살피며 '정말로 효과가 있는 시력 회복법'을 찾아다녔습니다. 이러한 노력 끝에 찾아낸 것이 바로 가보르패치입니다.

가보르패치란 줄무늬가 있는 특수한 이미지를 말하는데, 노벨상을 수상한 학자가 고안했습니다. 이후 가보르패치를 활용한 시력 회복법은 캘리포니아 대학교를 비롯해 전 세계의 권위 있는 연구 기관을 통해 그 효과가 과학적으로 입증되었고, 미국 전역에서 화제가 되었습니다.

그리고 저도 이 시력 회복법에 '가보르아이'라는 이름을 붙여 실험자를 모집했고, 몇 번이나 실험을 거듭해 왔습니다.

실제로 많은 피험자가 만족할 만한 효과를 얻었고, 거기서 얻은 노하우를 제 첫 책에 담았습니다. 첫 책은 많은 독자 여러분의 호평을 받았으며, 일본에서만 30만 부 이상 팔리는 베스트셀러로 자리매김했습니다.

책을 출간하고 나서 독자분들께 기쁜 소식, 소감, 의견 등을 많이 듣습니다. 그중에서는 특히 새로운 가보르패치를 활용해 눈 운동을 더하고 싶다, 속편을 읽고 싶다는 등의 요청이 가장 많았습니다.

그러므로 이와 같은 기대에 보답하기 위해 이전 책에 게임성과 엔터테인먼트 요소를 추가한 책을 펴내게 되었습니다. 그것이 바로 이 책입니다.

하루에 단 3분만 바라보고, 그것을 2주만 지속하면 됩니다. 개인차는 있겠으나, 수술이나 약 없이 시력이 좋아지는 놀라운 경험을 하실 수 있으실 겁니다.

'훈련'이라고 이름 붙였으나 힘들지 않습니다. 간단한 퍼즐을 풀 때처럼 즐겁게 마주하기만 하면 충분합니다. '자투리 시간에 즐기는 퍼즐'을 새로운 일과로 삼는 정도의 느긋한 마음으로 시작해 보시기를 부탁드립니다.

이 책을 제작하면서 많은 전문가의 도움을 받았고, 덕분에 첫 번째 저서보다 훨씬 좋은 완성도의 문제를 만들어 낼 수 있었습니다. 인기 퍼즐 작가이신 기타무라 료코 씨의 도움을 얻게 된 것도 지난 저서와의 큰 차이점이라고 할 수 있겠군요.

실제로 먼저 이 책의 원고를 접한 피험자들로부터 '너무 즐거워서 긍정적인 마음으로 진행할 수 있었다'는 호평이 이어졌습니다. 또한, 피험자 22명을 대상으로 2주 동안 실시한 훈련의 결과를 분석했더니 22명 중 18명에게서 시력 향상 효과가 있었습니다.

특히 9명은 현저한 효과를 보여 맨눈 시력이 0.7 → 1.2, 교정시력이 0.6 → 1.2로 대폭 좋아진 사례도 있습니다. 그러니 이 책은 첫 번째 저서를 뛰어넘는 '트레이닝북'으로 진화한 것이 틀림없습니다.

또한, 바쁜 일상을 살아가는 중에도 계속할 수 있도록 핸드폰으로 즐길 수 있는 버전도 마련했습니다. 더 많은 분이 사용하시기를 진심으로 바라고, 또 바라고 있겠습니다.

나이나 시력을 불문하고 게임 하듯이 '가보르아이'를 체험해 주셨으면 합니다. 그리고 그 효과를 실감할 수 있었다면 부디 여러분의 소중한 주변 분들과도 함께 해보시면 좋겠습니다.

Part 1

왜 가보르아이는 효과가 있는 걸까 ? ········ 23

| 부록 | '노안 측정용' 시력 검사표 |
| 분리형 부록 | '근시 측정용' 시력 검사표 |

* 이 책은 안과 치료를 받고 있지 않은 사람을 대상으로 하는 시력 회복법입니다.
* 시력 회복에는 개인차가 있습니다.
* 가보르아이를 하는 도중에 몸 상태가 안 좋아졌을 경우에는 즉시 중단해 주시기 바랍니다.
* 시력이 0.1이하일 경우 효과는 한정적입니다.
* QR 코드 속 핸디북은 원어(일본어)로 제공되는 점을 양해 부탁드립니다.

**가보르아이 핸디북
비밀번호**

QR코드(P.157)로
핸드폰 · 태블릿 · PC판
'가보르아이'를
즐기실 수 있습니다.

비밀번호
SBCr_gabor

왜 가보르아이는
효과가 있는 걸까?

근시, 원시, 난시, 노안…… 눈의 다양한 상태에 효과적인 '가보르아이'! 그 효과의 비밀은 뇌에 있습니다.

이 책에서는 실험 데이터를 사용해 가보르아이를 과학적으로 설명합니다. 그 원리를 이해한 상태로 활용하면 더욱 효과가 높아질 겁니다.

01 뇌를 사용하면 쑥쑥, 눈이 좋아지는 비밀

우리가 사물을 바라보는 과정은 눈(안구)만으로 설명되지 않습니다. 눈과 뇌가 연계된 훌륭한 공동 작업의 결과이지요. 예컨대 눈으로 무언가를 보면 망막은 그 영상 정보를 신호로 바꾸는 역할을 합니다. 그다음 시신경이 그것을 대뇌피질에 있는 '시각령'으로 전달하는 과정을 거칩니다. 시각령에 전달된 정보가 잘 처리되어야 비로소 우리는 바라본 것을 영상으로 인식할 수 있게 됩니다.

그러므로 '보는 것'에 있어서는 눈도, 뇌도 모두 똑같이 중요합니다. 한쪽이라도 그 기능이 떨어지면 정확히 보는 것이 어려워지지요. 예를 들어 뇌경색이나 뇌출혈처럼 뇌에 문제가 생기면, 눈 기능에는 아무 이상이 없다 한들 시력이 0.1까지 떨어지기도 합니다. 이는 뇌가 정보를 처리하는 기능이 관련 질병으로 인해 저하되기 때문입니다.

반대로 뇌의 처리 능력이 좋아지면 시력도 좋아집니다. 뇌의 처리 능력은 컴퓨터의 CPU와 같다고 생각하시면 됩니다. CPU는 작은 칩이지만, 컴퓨터의 사령탑 역할을 합니다. 성능이 좋지 않은 CPU를 사용하는 컴퓨터일수록 반응 속도가 느리거나 멈춤 현상이 자주 생깁니다. 즉, 성능이 좋은 CPU로 교체만 해도 컴퓨터의 처리 능력을 개선할 수 있다는 의미입니다.

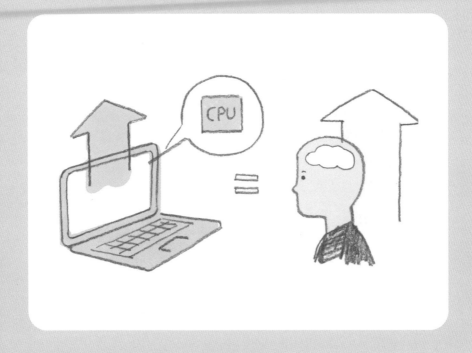

　그렇다면 우리 뇌도 컴퓨터의 CPU를 교체하듯, 처리 능력을 끌어올리는 방법이 없을까요?

　여기서 추천하고 싶은 방법이 바로 가보르아이입니다. 이것은 가보르패치라고 하는 줄무늬 모양으로 된 도형을 바라보기만 하면 되는 방법이지요. 칼을 대는 수술이나, 눈을 문지르는 등의 자극 행동을 하지 않아도 되니 눈에 부담도 없습니다. 게다가 부작용도 없지요. 나이를 불문하고 모든 분께 추천드리고 싶은 이른바 '두뇌 훈련'의 일종입니다. 높은 효과는 말할 것도 없고요.

02 뇌가
시력을 보완한다?

사람은 눈으로 획득한 정보를 뇌에서 처리한 뒤에야 비로소 그것을 영상으로 인식합니다. 즉, 뇌는 우리의 시력을 보완하는 아주 중요한 역할을 담당하고 있지요. 이처럼 신기한 뇌 구조와 비슷한 것 중 하나가 바로 '맹점'이라는 개념입니다.

시야에는 맹점이라고 부르는 '물건이 보이지 않는 구역'이 있습니다. 그리고 우리 눈(안구) 뒷부분에도 맹점이라는 포인트가 있지요. 안구의 맹점에는 빛을 느끼는 세포가 없습니다. 그래서 거기에 몰린 빛은 신호가 되어 뇌로 도달하지 않고, 뇌에서는 보이지 않는다고 판단하지요.

이처럼 안구의 맹점이라는 부위가 영향을 주는 부분이 우리 시야의 맹점이 됩니다. 그렇다고 해서 우리가 일상을 살아가며 이렇게 복잡한 시야의 구조를 의식하는 일은 거의 없습니다. 보통 '모든 것이 보인다'라고 느낄 테니까요. 맹점이 있음에도 모든 것이 보인다고 생각하는 이유는 우리 뇌가 맹점의 존재를 못 느끼게 할 정도로 강력한 '시력 보정의 힘'을 가지고 있기 때문입니다. 가보르아이는 여기에 효율적으로 접근해 시력을 개선합니다.

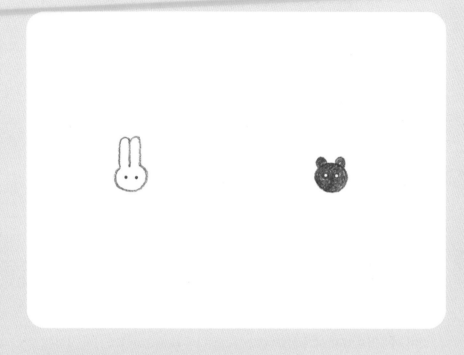

뇌에 의한 시력 보정에 관해서는 다음과 같이 '한쪽 눈'만 사용해 사물을 보는 행위를 통해 확인할 수 있습니다. 양쪽 눈으로 볼 때는 각각의 눈이 서로의 맹점을 보완하려고 하므로 맹점의 존재를 의식하지 못합니다.

① 얼굴에서 30cm 이상 떨어진 곳에서 책을 들어 주세요.

② 왼쪽 눈을 손으로 가린 뒤, 오른쪽 눈으로 🐰를 응시합니다.

③ 서서히 책을 얼굴에 가져다 대세요.

④ 그러면 한 지점에서 🐻이 사라집니다. 바로 이 지점이 맹점입니다.

03 평균 0.2가 올라간다! 세계 유일, 과학적으로 증명된 시력 회복법

그런데 여러분은 가보르아이의 기본인 '가보르패치'를 얼마나 알고 있나요? 가보르패치는 영국의 D · 가보르 박사가 '가보르변환'이라는 수학적인 처리 방법을 활용해 개발한 줄무늬를 의미합니다. 가보르 박사는 입체적인 영상을 비추는 화학 기술, '홀로그래피'를 발명해 노벨물리학상을 받은 인물이기도 하지요.

가보르패치는 우리 뇌의 시각령에 자극을 가해 시력 보완 능력을 높이는데, 이는 이미 과학적으로 밝혀져 있습니다. 캘리포니아 대학교에서 실시한 실험을 시작으로, 세계적인 연구기관에서도 그 유효성을 증명했지요. 2007년 캔자스 대학교에서 실시한 근시 및 노안 환자 38명을 대상으로 실시한 실험에서도 평균 시력이 높아지는 효과를 보였습니다. 특히 노안을 앓는 사람은 '가까운 것을 보는 시력'이 평균 0.3이나 향상되었습니다. 2017년에는《뉴욕타임스》에도 보도되어 미국 각지에 화제를 불러일으켰습니다.

그래서 저 역시 병원이나 문화센터에서 피험자를 모집해 시력 회복을 위한 실험을 시작해 보았습니다. 어디까지나 간이 실험에 불과했으나, 이전 근무지였던 원내 연구에서는 다음과 같이 개선된 사례가 있었습니다. 노안을 앓는 11명을 실험한 결과, 9명의 시력이 개선되었습니다. 그 수치의 평균값은 0.32 → 0.47에

근시			Before	After	개선된 시력
27세 남성	우측		0.4	0.7	+0.3
	좌측		0.4	0.8	+0.4
29세 여성	우측		0.4	0.6	+0.2
	좌측		0.3	0.7	+0.4
37세 남성	우측		0.1	0.3	+0.2
	좌측		0.2	0.7	+0.5
46세 여성	우측		0.2	0.4	+0.2
	좌측		0.3	0.6	+0.3

노안			Before	After	개선된 시력
45세 여성	우측		0.5	0.5	−
	좌측		0.5	0.7	+0.2
48세 남성	우측		0.3	0.6	+0.3
	좌측		0.5	0.6	+0.1
53세 여성	우측		0.2	0.4	+0.2
	좌측		0.2	0.3	+0.1
57세 여성	우측		0.5	0.6	+0.1
	좌측		0.4	0.4	−

달합니다. 또한, 근시를 앓는 43명을 실험한 결과 시력이 개선된 사람은 30명이었습니다. 이 실험군의 평균 상승 값은 0.27 → 0.51입니다.

피험자 대부분 하루에 3분, 14일간의 트레이닝을 통해 평균 시력이 0.2 이상 향상되었습니다. 눈에 칼을 대지 않는 수많은 시력 회복법이 존재하기는 하나, 가보르아이는 세계에서 유일하게 과학적으로 증명된 시력 회복법이라고 할 수 있습니다.

04 왜 모든 '나쁜 눈'에
효과가 있는 걸까?

세상에는 다양한 시력 회복법이 존재하나, 그 대상은 한정적입니다. 우리 눈은 굉장히 민감한 부위여서 어떤 증상에 특화한 방법이 굉장히 많기 때문입니다. 예를 들어 근시에 효과가 있는 시력 회복법과, 원시에게 효과가 있는 시력 회복법은 그 접근 방식 자체가 완전히 다릅니다. 원시를 앓고 있는 사람이 근시 대상의 회복법을 실시하면 오히려 역효과를 가져올 수도 있습니다. 한편, 가보르아이는 근시, 원시, 난시, 노안 등 다양한 증상에 효과를 기대할 수 있어서 누구에게나 추천하기 좋습니다. 눈 상태와는 무관하게 뇌의 작동 방식에 접근하기 때문입니다. 지금 본 이미지를 선명하게, 자동적으로 수정해 나가는 뇌의 힘을 단련하는 방법이 바로 가보르아이입니다.

우리 눈에 들어온 이미지를 뇌가 자동적으로 수정해 나간다는 말은 어떤 의미일까요? 포토샵을 비롯한 이미지 편집 프로그램이나 애플리케이션을 상상해 보세요. 흐린 이미지를 간단한 작업으로 자동 수정해 선명하게 가공할 수 있습니다. 이렇듯 가보르아이는 뇌의 정보처리 능력 자체를 강화하는 방식입니다. 그러므로 눈에 어떤 문제가 있든 제한 없이 시력 회복에 활용할 수 있지요.

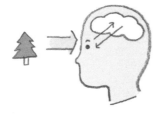

가보르아이

뇌의 정보처리 능력을 강화!

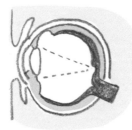

기존의 시력 회복법

모양체근을 강화!

　기존의 시력 회복법을 살펴보면, 대부분 먼 곳과 가까운 곳을 번갈아 가면서 보는 안구 운동이 많습니다. 가까이만 보고 있으면 안구의 '모양체근'이 굳어져 수정체 두께를 조절할 수 없게 됩니다. 그러면 정확한 초점을 맞추기가 어려워 지는데, 이때 원근을 번갈아 봄으로써 눈의 모양체근을 물리적으로 풀어주는 방 식입니다. 이처럼 눈의 근육을 직접적으로 단련하는 방법과 가보르아이의 '뇌의 작동 방식에 접근하는 방식'에는 본질적인 차이가 있습니다.

05 뇌 기능이 올라가면 생산성도 높아진다!

　뇌의 정보처리 능력이 높아지면 시력뿐만 아니라 다른 능력도 영향을 받아 개선됩니다. 그 결과, 아래의 예시와 같은 '생산성이 높아지는' 장점을 기대해 볼 수 있습니다.

　① 주의력이 올라갑니다. 어떠한 상황에서든 실수할 확률이 현저히 낮아져 작업 속도가 빨라집니다.

　② 글자를 읽는 속도나 능력이 좋아집니다. 책이나 자료를 읽는 속도와 메일을 처리하는 시간이 놀라울 정도로 빨라지지요. 가보르아이를 통해 독서하는 속도가 50%나 빨라졌다는 연구 결과도 존재합니다.

　③ 유효 시야가 넓어집니다. 유효 시야는 우리의 시야각 중 실질적으로 볼 수 있는 범위를 의미합니다. 일반적으로 시야각은 200도이지만, 유효 시야는 20도로 훨씬 좁습니다. 하지만 유효 시야는 나이가 들어감에 따라 좁아지는 경향이 있는데요. 이는 고령자 가운데 3분의 1의 유효 시야가 40% 가까이 줄어든다고 알려져 있을 정도입니다.

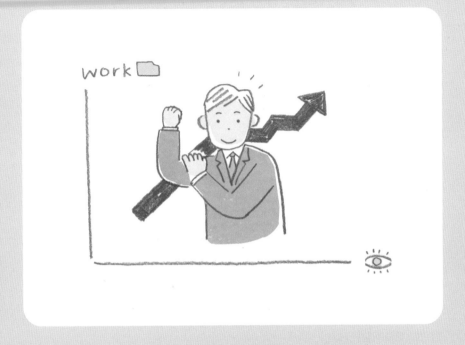

가보르아이는 이 유효 시야를 넓혀 줍니다. 실제로 가보르아이를 실천한 후, 축구나 농구 같은 구기 종목의 성적이 좋아졌다는 보고가 잇따랐습니다.

④ 뇌의 피로감이 줄어듭니다. 눈을 오랜 시간 사용하면 안정 피로(eye strain) 뿐만 아니라, 뇌의 피로까지 유발됩니다. 하지만 가보르아이로 뇌의 처리 능력을 올려 두면, 뇌가 피로를 버티는 힘 역시 좋아집니다.

06 가보르아이로 치매 예방을 할 수 있다고?

시력 저하를 대수롭지 않게 생각하다가는 건강을 해칠 수도 있습니다. 눈 이외에도 어깨 결림이나 두통 등의 증상을 동반할 가능성이 높기 때문입니다. 심하면 치매 발병 위험성까지도 높아집니다.

그래서 가보르아이를 꾸준히 실천하면 좋습니다. 습관적으로 하다 보면 눈의 피로, 어깨 결림, 두통 같은 증상의 개선부터 치매 예방 효과까지 기대할 수 있기 때문이지요. 그렇다면 여기서는 가보르아이가 치매를 예방하는 구조에 관해 설명하도록 하겠습니다.

최근, 65세 이상의 고령자를 대상으로 실시한 조사에서 '시력이 좋은 사람은 안 좋은 사람보다 인지 능력이 높다'라는 결과가 보고된 바 있습니다. 시력이 좋은 사람은 치매 발병률이 낮고, 또 시력이 안 좋은 사람은 그렇지 않은 사람에 비해 치매에 걸릴 위험성이 2배나 높다는 데이터도 존재하지요. 심지어 나라현립 의과대학에서 실시한 대규모 역학조사 결과를 보면 '시력이 안 좋을수록 인지기능이 저하된다'라는 사실이 발견되었습니다. 이러한 결과로 미루어 볼 때 시력과 인지기능의 저하는 비례한다고도 말할 수 있겠습니다.

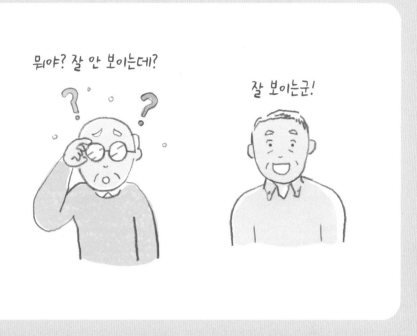

　시력과 인지기능 사이에 연관이 있는 이유는 아주 간단합니다. 우리는 정보의 약 80%를 시각에서 얻고 있기 때문입니다. 눈이 나빠지면 외부에서 들어오는 정보량이 줄어들면서 뇌의 전체적인 처리 능력이 저하되지요. 이처럼 '정보량이 줄어드는 현상'을 '역두뇌 훈련'이라고 부릅니다. 즉, 뇌에 자극을 주지 않게 해서 뇌를 훈련하지 않는 상태를 의미하지요. 그러면 처리 능력이 저하되고 인지 능력도 후퇴되어 이윽고 치매 증상이 나타나기 쉬워집니다. 가보르아이는 이러한 치매 예방 효과에 탁월합니다.

07 아이들의 시력 회복을 위한 포인트와 주의점

어린아이들도 핸드폰, 태블릿, 컴퓨터 등의 IT 기기를 사용하는 시대입니다. 이와 같은 맥락에서 아이들의 근시화 역시 빠른 속도로 진행되고 있습니다. 그러나 정작 사회적으로 문제가 되는 것은 아이들의 '눈마름증후군'입니다.

최근에는 핸드폰, 태블릿, 컴퓨터 등의 IT 기기를 사용하는 연령이 낮아지면서 아이들의 근시화 역시 빠른 속도로 진행되고 있습니다. 이러한 맥락에서 문제가 되는 사회 현상이 바로 아이들의 '안구건조증'입니다. 안구건조증은 두통, 수면장애 등 전신에 걸친 증상 역시 두드러지는데, 이 증상을 예방하기 위해서는 '빛이 나오는 화면'을 오랫동안 보지 않는 것이 중요합니다.

야외에서 노는 시간이 급격하게 감소한 것도 근시화에 박차를 가하고 있습니다. 야외에서 노는 시간이 하루 두 시간 이하인 아이들은 근시가 되기 쉽다는 데이터도 있지요. 이러한 문제들의 해결에 힘쓰면서 동시에 아이들의 일상생활에도 가보르아이를 도입해 보시기를 바랍니다. 게임을 하듯 진행할 수 있는 이 책이라면 분명히 아이들 역시 즐기면서 실천하리라 생각합니다.

단, 약시(안경을 착용해도 교정시력이 나오지 않는 상태)를 앓는 아이들에게는 추천하지 않습니다. 아이들의 약시는 적절한 치료와 재활을 통해 회복될 때

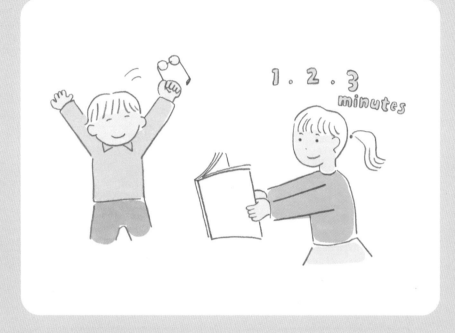

MEMO

갓 태어난 아기의 시력은 0.01 정도입니다. 움직임 정도만 알아차릴 수 있지요. 세 살이 되면 1.0까지 좋아지고, 일곱 살에서 열두 살 정도가 되어야 비로소 양쪽 눈이 선명하게 보이게 됩니다. 열두 살 정도까지 우리 눈은 성장 과정에 있습니다.

도 많습니다. 그 이유는 10대 초반 무렵까지 눈이 여전히 성장하고 있기 때문입니다. 그러므로 가보르아이를 하기 전에 우선 치료나 재활을 먼저 받는 것이 좋습니다(물론, 어른이 약시일 때는 가보르아이를 실천해도 괜찮습니다). 그러므로 아이들에게 활용한다면 약시 증상이 없는 경우에만 가보르아이를 추천합니다.

'가보르아이'에 대한 모든 것을 알려드립니다!

Q 매일 실천하는 것이 좋나요?

A 가능하면 2주 동안은 매일 실천하는 것을 추천합니다. 그 이후에는 지속적으로 일주일에 2~3회 하시는 것이 제일 좋습니다.

Q 시력이 많이 좋아지는 사람이 있는 반면, 효과가 아예 없을 수도 있나요?

A 집중해서 가보르패치를 보는 것이 중요합니다. 뇌의 기능을 높이겠다는 생각으로 꾸준히 하면 더 큰 효과를 기대할 수 있습니다. 또한, 좋아질 것이라 믿으며 긍정적인 마인드를 가지고 실천한다면 더 큰 향상 효과를 볼 수도 있겠습니다.

Q 어떻게 하면 꾸준히 할 수 있을까요?

A 탁자 위에 두거나 벽에 붙여서 언제나 시선이 가는 곳에 두시기를 권해드립니다. 그러면 잊어버릴 일 없이 꾸준히 할 수 있지요. 또한 이를 닦기 전, 목욕하기 전 등의 타이밍에 바라보는 습관을 기르면 계속할 수 있습니다.

Q 오른쪽 눈보다 왼쪽 눈의 시력이 더 좋은데, 가보르아이를 하다 보니 자꾸 왼쪽 눈만 시력이 더 좋아집니다. 오른쪽 눈의 시력을 향상하려면 어떻게 해야 하나요?

A 잘 보이는 왼쪽 눈을 주로 사용하시는군요. 그럴 때는 왼쪽 눈을 가리고 오른쪽 눈만 사용해서 실천해 보세요.

Q 시력이 0.1이하로 굉장히 좋지 않은데 효과를 기대할 수 있나요?

A 시력이 0.1 이하인 경우, 시력이 좋지 않은 만큼 평소에 이미 뇌의 처리 능력을 많이 소비하기 때문에 그 효과가 한정적입니다. 다만, 눈의 피로를 덜 느끼게 만드는 효과는 있으므로 부디 계속해서 실천해 보시기를 바랍니다.

Q 풀기 쉬운 문제와 어려운 문제가 있는데, 반드시 하루에 한 문제만 풀어야 하나요?

A 하루에 문제를 몇 개를 풀든 상관없습니다. 또한, 문제를 풀지 못해도 괜찮습니다. 집중해서 가보르패치를 바라보는 것이 중요합니다.

Q 모바일 버전은 언제든지 할 수 있어서 좋지만, 혹시 블루라이트 때문에 눈이 더 나빠지지는 않을까요?

A 가보르패치를 연구할 때는 컴퓨터 화면을 활용합니다. 따라서 모바일 버전도 충분한 효과가 있습니다. 다만, 종이책이 더 좋습니다. 집에서는 종이책을 사용하시고, 외출 시에는 스마트폰으로 하는 등 상황별로 나눠 사용해 주시기를 당부드립니다.

Q 반드시 3분만 해야 하나요?

A 집중력이 좋다면 3분도 충분합니다. 그러나 가능하면 10분 내외로 바라보시는 것을 추천드립니다. 처음에는 너무 열심히 하기보다, 약간 부족한 느낌이 드는 정도가 적당합니다. 또한, 어중간한 상황에서 멈추는 것이 꾸준히 오래할 수 있는 비결입니다.

시력을 기록하세요!

가보르아이를 실천하기에 앞서 꼭 시력을 측정해 보세요.

그리고 난 뒤, 2주 동안 가보르아이를 진행한 다음 시력을 측정합니다.

나도 모르게 시력이 좋아지고 있는 경우도 종종 있으니

가능하면 2주에 한 번은 꼭 체크해 보세요. 수치화 하면 의욕도 높아집니다.

	맨눈 시력	교정시력	노안 시력
Before	우측 좌측 양쪽	우측 좌측 양쪽	우측 좌측 양쪽
2주 뒤 (14일)	우측 좌측 양쪽	우측 좌측 양쪽	우측 좌측 양쪽
4주 뒤 (14일)	우측 좌측 양쪽	우측 좌측 양쪽	우측 좌측 양쪽
6주 뒤 (14일)	우측 좌측 양쪽	우측 좌측 양쪽	우측 좌측 양쪽
8주 뒤 (14일)	우측 좌측 양쪽	우측 좌측 양쪽	우측 좌측 양쪽

가보르아이
2주 동안 실천하기
(1일 차 ~ 14일 차)

지금부터는 실전입니다. 하루에 3분만 해도 괜찮으니, 되도록 매일 꾸준히 실천해 보세요. 2주 사이에 시력을 높여 성취감 역시 얻어 보시기를 바랍니다. 실천을 마치면 꼭 부록에 있는 시력 검사표를 활용해 시력을 측정해 보세요.

Q. 아래 그림에서 좋아하는 모양을 선택해 그것과 같은 모양을
전부 찾아보세요. 모두 찾으면 다른 모양을 선택해 같은 절차
를 반복하세요.

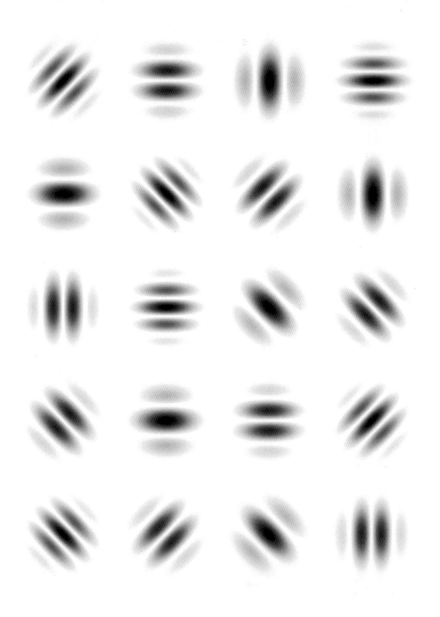

Q. A와 B를 비교해 틀린 모양 한 가지를 찾아보세요.

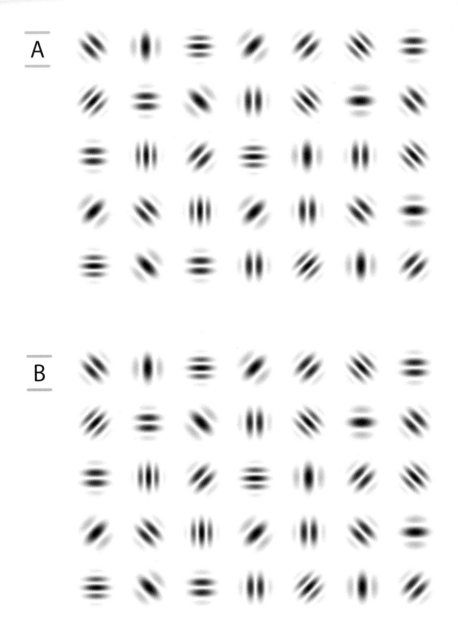

A

B

Q. 위쪽 그림에는 있고, 아래쪽 그림에는 없는 모양을 찾으세요.
단, 모양은 좌우로 회전할 수 있습니다.

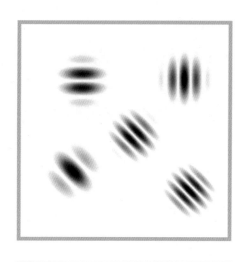

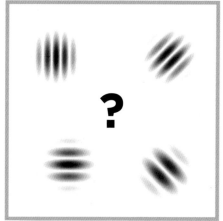

□ A   □ B □ C   □ D

Q. 줄의 개수가 같은 모양끼리 선으로 이어 연결하세요. 단, 한 칸 당 한 번만 지나갈 수 있으며 모양이 있는 칸은 지나갈 수 없 습니다.

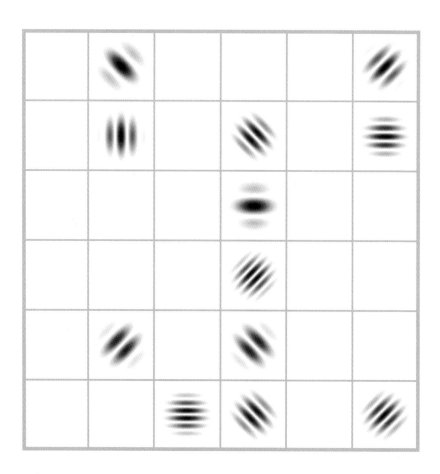

▶ 정답은 127쪽

Q.

어떤 법칙에 따라 모양이 늘어서 있습니다. ?칸에는 A~C 중 무엇이 들어갈까요? 단, 좌우로 회전할 수 있습니다.

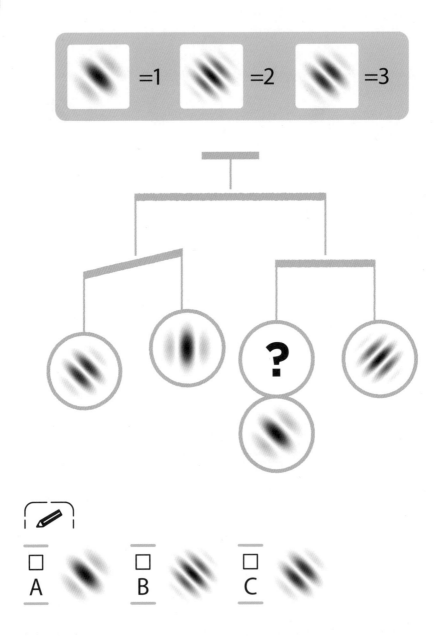

Q. ◆에서 시작해서 ⭐까지 나아가세요. 각 모양이 있는 곳에
도착하면, 같은 모양이 있는 곳으로 이동할 수 있습니다.
단, 모양은 좌우로 회전할 수 있습니다.

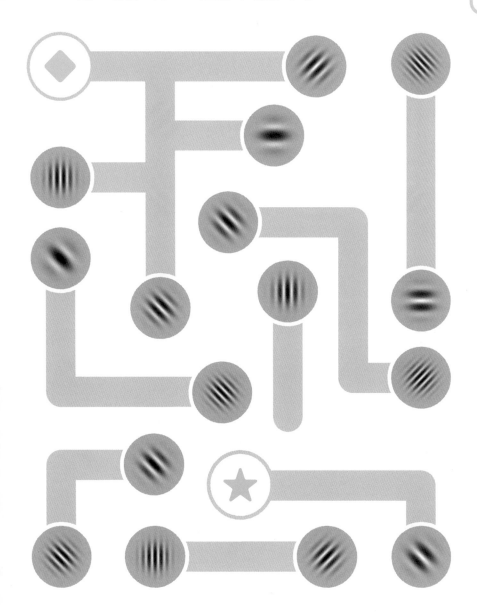

Q. 아래 그림에서 좋아하는 모양을 선택해 그것과 같은 모양을 전부 찾아보세요. 모두 찾으면 다른 모양을 선택해 같은 절차를 반복하세요.

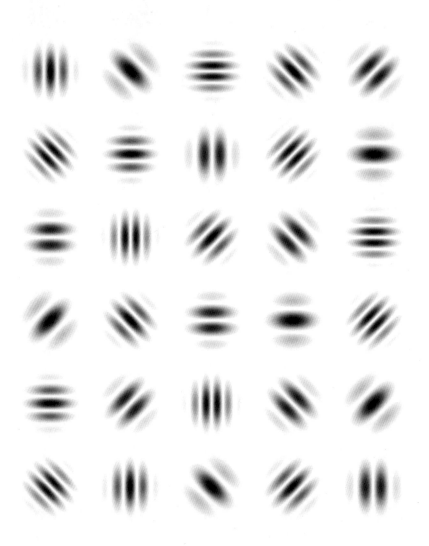

Q. 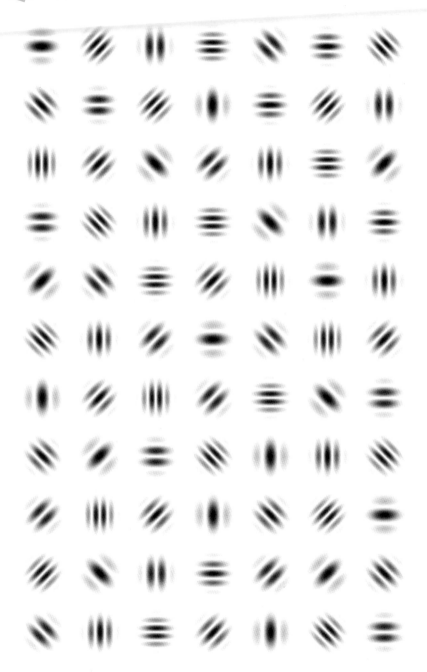 와 같은 모양은 몇 개 있습니까?

Q. 조합이 완전히 같은 그룹을 찾으세요. 단, 모양은 좌우로 회전
할 수 있습니다.

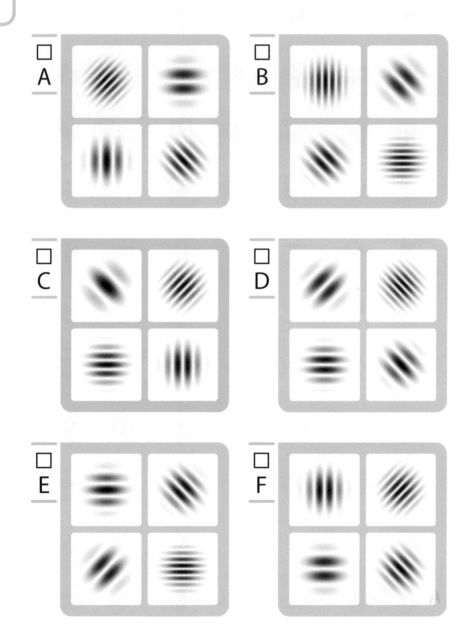

Q. 어떤 법칙에 따라 모양이 늘어서 있습니다. ?칸에는 A~D 중
무엇이 들어갈까요?

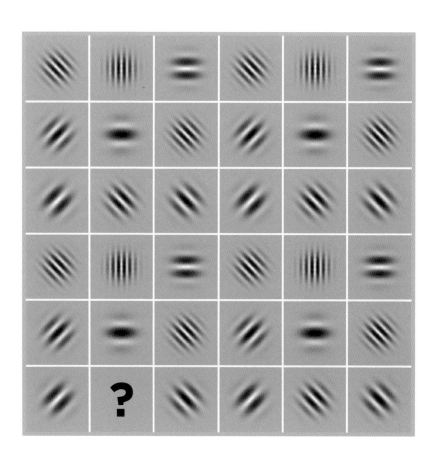

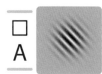
A

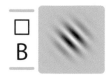
B

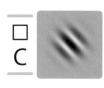
C

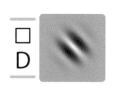
D

▶ 정답은 130쪽

Q. 문제 1~3에서 각각 줄의 개수가 다른 모양을 두 개씩 찾아 보세요.

| 1 |

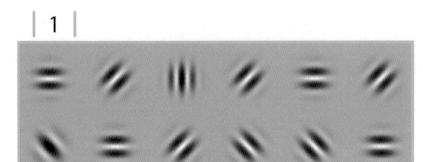

| 2 |

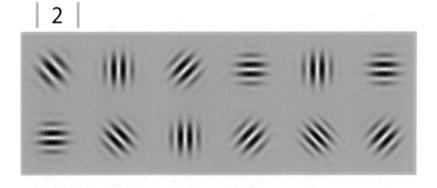

| 3 |

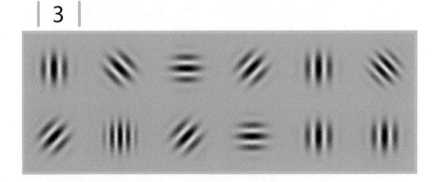

▶ 정답은 131쪽

Q. 무게가 무거운 순으로 1부터 4까지 빈칸에 숫자를 써 보세요.
단, 모양이 회전해도 무게는 같습니다.

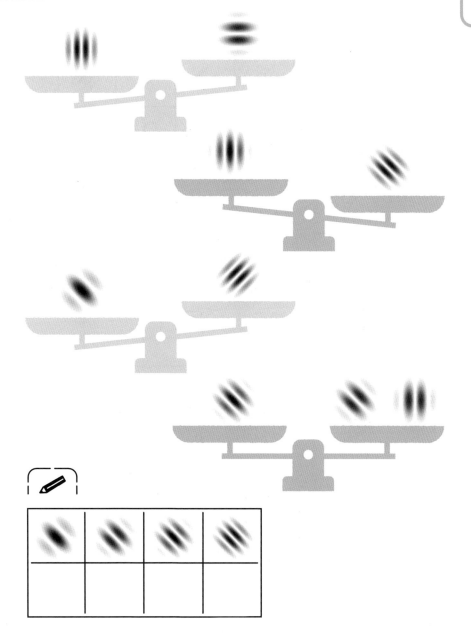

▶ 정답은 131쪽

Q. 같은 모양에는 같은 글자가 들어있습니다. 각 모양에 해당하는 글자를 찾아 아래의 빈 칸을 완성하세요.

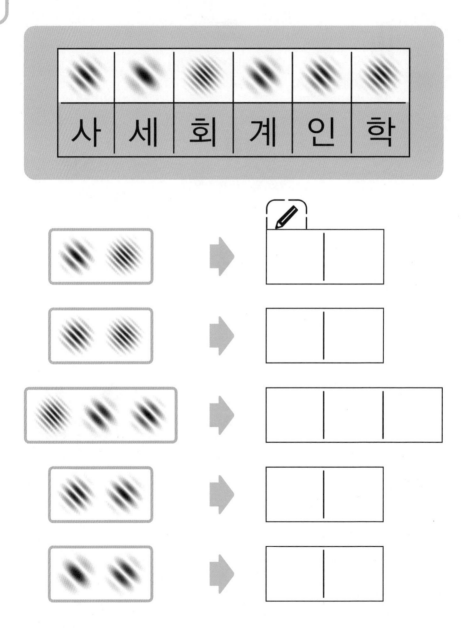

Q. 아래에 표시된 순서를 반복해 GOAL까지 나아가세요.

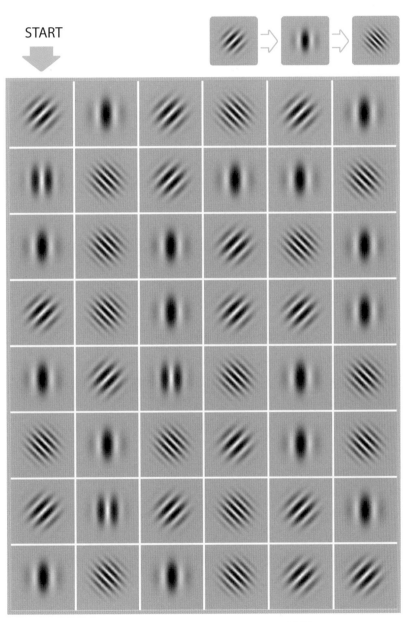

START

GOAL

2주 동안의 실천을 되돌아 봅시다!

2주 동안의 여정은 어떠셨나요? 시력이 좋아진 분도 계실 테고, 그렇지 않은 분도 계실 테지요. 하지만 아래의 세 가지 항목을 되짚으며 계속 가보르 아이를 실천해 보세요.

돌아보기 ①

그동안 수고 많으셨습니다!
앞으로도 꾸준히 실천해 볼까요?

가보르아이는 두뇌 훈련입니다. 그러므로 멍하게 바라보기만 하면 아무런 효과가 없지요. 집중해서 쳐다보고, 뇌를 사용해 이미지 처리를 하는 것이 포인트입니다. 한자 쓰기 연습장을 쳐다만 본다고 해서 한자를 익힐 수는 없는 것과 같습니다. 3주 차 이후에도 재미있는 문제가 계속 나올 테니, 부디 즐기면서 실천해 보세요!

돌아보기 ②

시력뿐만 아니라 생활 속에서 좋아진 것,
편해진 것이 없는지 확인해 봅시다!

시력 회복은 물론이고 요즘 눈이 덜 피로하다, 이해력이 빨라졌다, 운동의 성과가 좋아졌다… 등, 다른 분야에서 효과를 체감하는 사람도 있습니다. 시력이 아닌 다른 분야의 효과를 체감하면 더 지속하려는 의욕이 샘솟습니다.

돌아보기 ③

효과를 상상해보기

개선 효과를 기대하지 않은 상태로 실천하면 그 효과가 반감합니다. 반대로 효과가 있으리라 생각하면서 열심히 실천하면 기필코 개선되겠지요. 즐거운 마음으로 하는 것이 가장 중요합니다. 시력이 좋아진 나를 상상해 보는 것도 좋겠군요.

Part

3

가보르아이
더 알차게 즐기기
(15일 차 ~ 56일 차)

3주 차부터는 시력을 계속 개선하면서도, 개선된 시력을 유지하는 시기입니다. 매일 실천해도 괜찮고, 일주일에 2~3회 정도 진행해도 좋습니다. 정기적으로 시력을 측정하면 의욕이 올라갑니다.

Q. 아래 그림에서 좋아하는 모양을 선택해 그것과 같은 모양을
전부 찾아보세요. 모두 찾으면 다른 모양을 선택해 같은 절차
를 반복하세요.

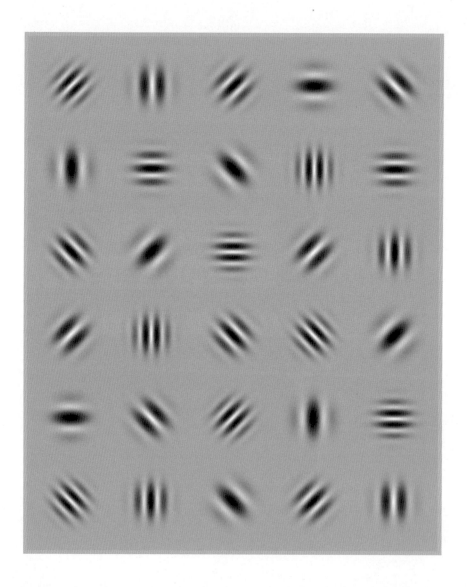

▶ 정답은 133쪽

Q. 모양의 조합이 다른 그룹을 찾아보세요. 단, 모양은 좌우로 회전할 수 있습니다.

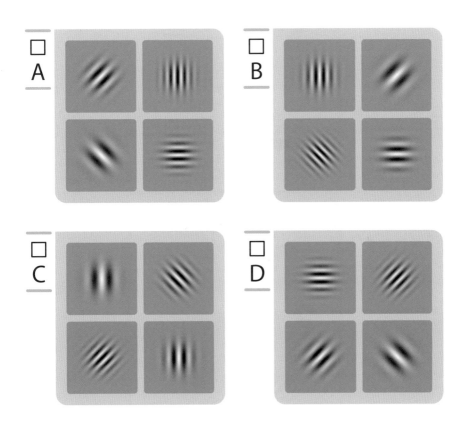

☐ A

☐ B

☐ C

☐ D

▶ 정답은 133쪽

Q.
위쪽 그림에는 있고, 아래쪽 그림에는 없는 모양을 찾으세요.
단, 모양은 좌우로 회전할 수 있습니다.

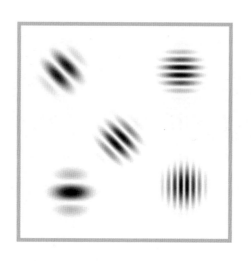

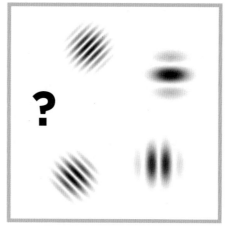

□ A □ B □ C □ D

Q. 모양의 조합이 같은 그룹을 찾아보세요. 단, 모양은 좌우로 회전할 수 있습니다.

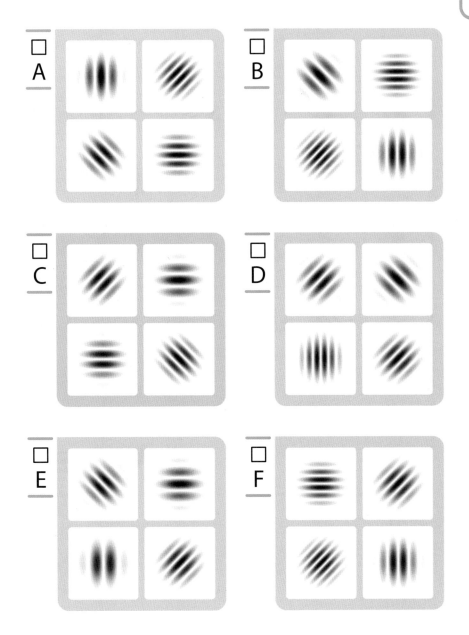

Q. 줄의 개수가 같은 모양끼리 선으로 이어 연결하세요. 단, 한 칸 당 한 번만 지나갈 수 있으며 모양이 있는 칸은 지나갈 수 없습니다.

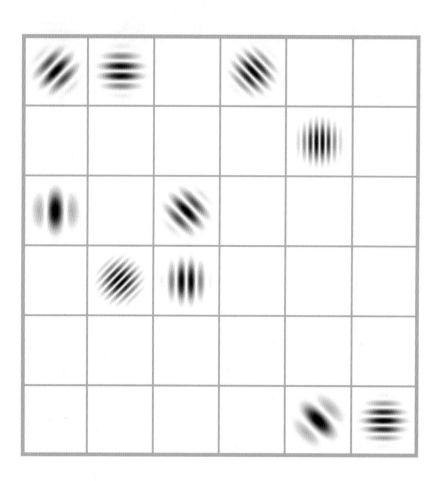

Q. 아래 그림에서 좋아하는 모양을 선택해 그것과 같은 모양을 전부 찾아보세요. 모두 찾으면 다른 모양을 선택해 같은 절차를 반복하세요.

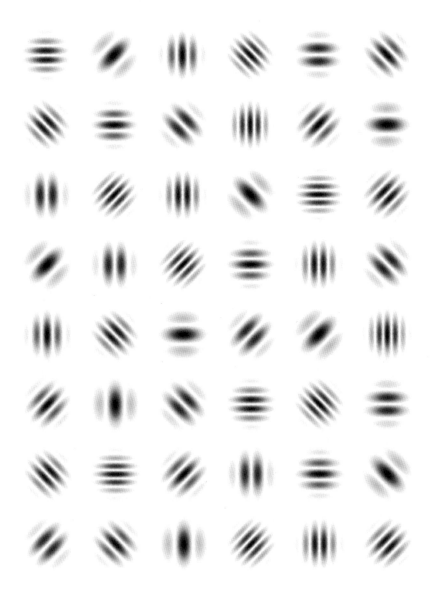

▶ 정답은 135쪽

Q. 아래 그림에서 좋아하는 모양을 선택해 그것과 같은 모양을
전부 찾아보세요. 모두 찾으면 다른 모양을 선택해 같은 절차
를 반복하세요.

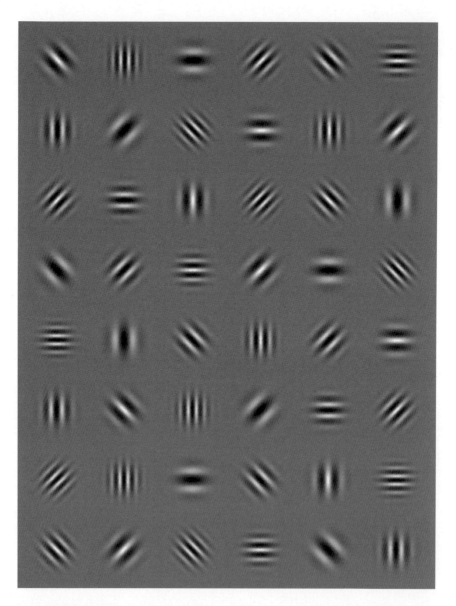

Q. 와 같은 모양은 몇 개 있습니까?

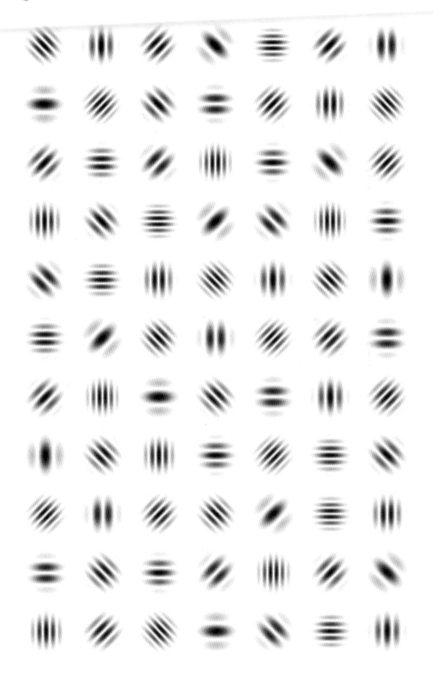

Q. 어떤 법칙에 따라 모양이 늘어서 있습니다. ?칸에는 A~D 중 무엇이 들어갈까요?

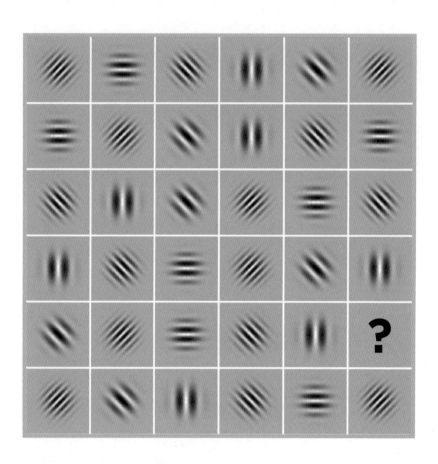

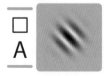
A

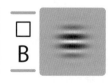
B

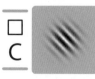
C

D

▶ 정답은 137쪽

Q. 어떤 법칙에 따라 모양이 늘어서 있습니다. ?칸에는 A~D 중
무엇이 들어갈까요? 단, 모양은 좌우로 회전할 수 있습니다.

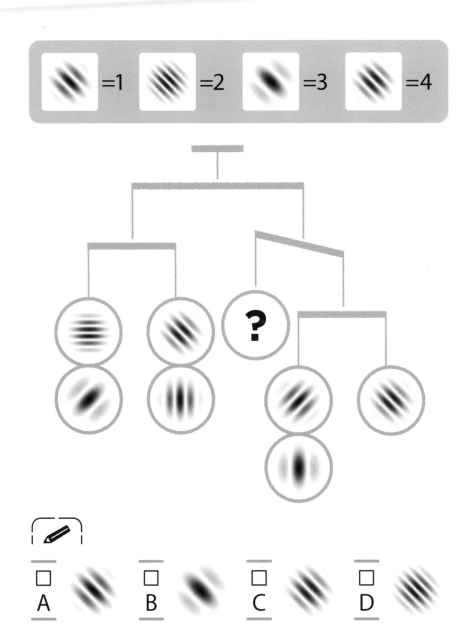

▶ 정답은 137쪽

Q. 문제 1, 2에서 각각 줄의 개수가 다른 모양을 세 개씩 찾아 보세요.

| 1 |

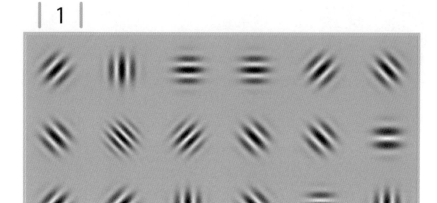

| 2 |

Q. 무게가 무거운 순으로 1부터 4까지 빈칸에 숫자를 써 보세요.
단, 모양이 회전해도 무게는 같습니다.

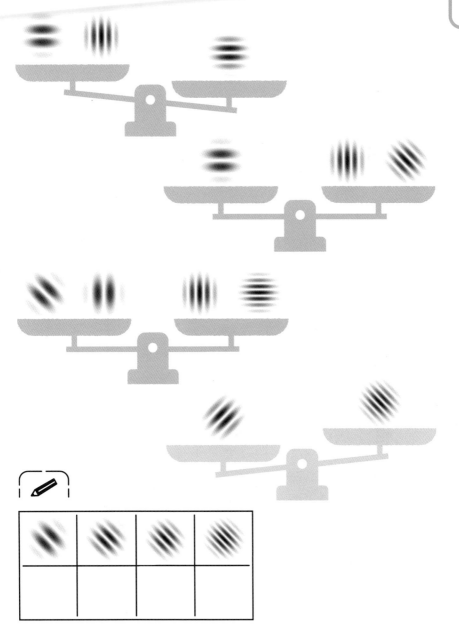

Q. 같은 모양에는 같은 글자가 들어있습니다. 각 모양에 해당하는 글자를 찾아 아래의 빈 칸을 완성하세요.

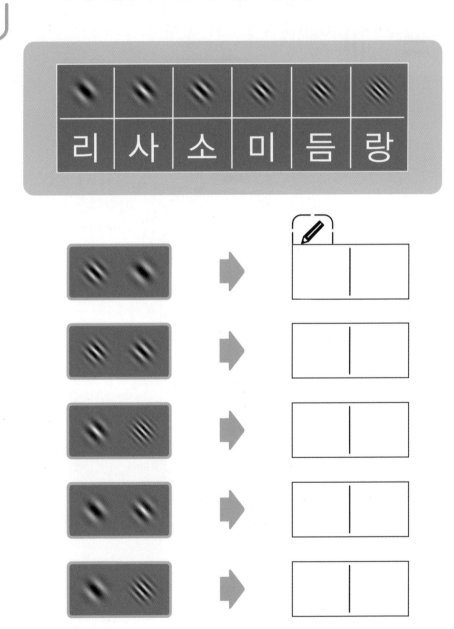

Q. 아래에 표시된 순서를 반복해 GOAL까지 나아가세요.

START

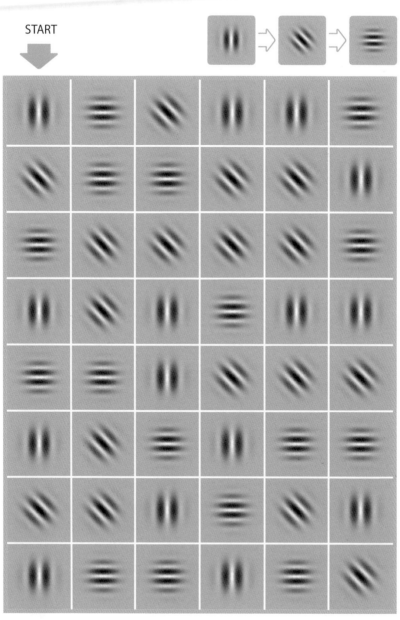

Q. ◆에서 시작해서 ⭐까지 나아가세요. 각 모양이 있는 곳에 도착하면, 같은 모양이 있는 곳으로 이동할 수 있습니다.

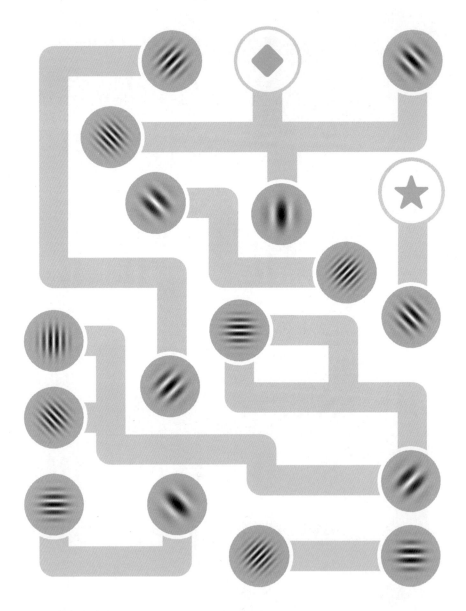

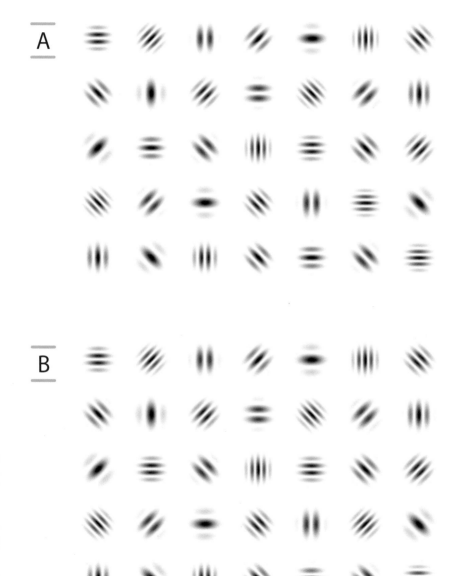

Q. A와 B를 비교해 틀린 모양 두 가지를 찾아보세요.

A

B

▶ 정답은 140쪽 75

Q. 어떤 모양을 같은 것끼리 선으로 연결하면 하나의 도형이 완성됩니다. 어떤 도형일까요? 단, 삼각형과 사각형은 아닙니다.

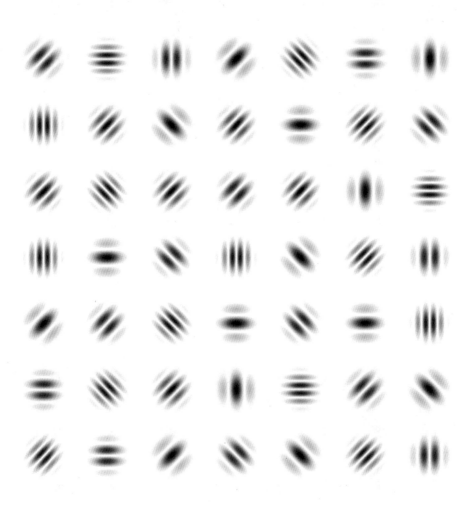

Q. 위쪽 그림에는 있고, 아래쪽 그림에는 없는 모양을 찾으세요.
단, 모양은 좌우로 회전할 수 있습니다.

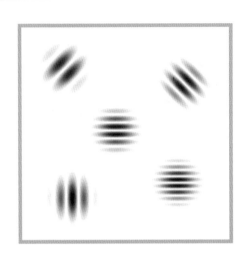

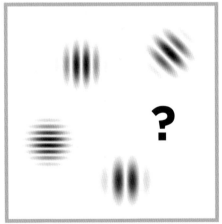

A 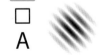　　B 　　C 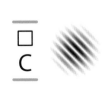　　D

▶ 정답은 141쪽　77

Q. 위쪽 그림에는 있고, 아래쪽 그림에는 없는 모양을 찾으세요.
단, 모양은 좌우로 회전할 수 있습니다.

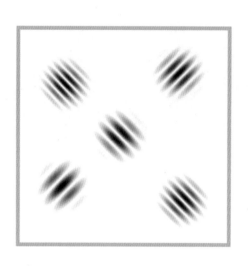

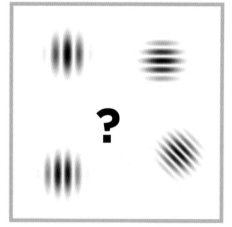

A 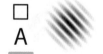　B 　C 　D

Q. 모양의 조합이 같은 그룹을 찾아보세요. 단, 모양은 좌우로 회전할 수 있습니다.

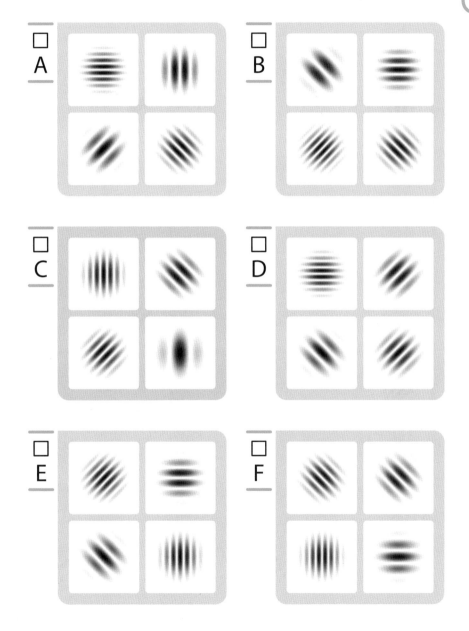

Q. 줄의 개수가 같은 모양끼리 선으로 이어 연결하세요. 단, 한 칸 당 한 번만 지나갈 수 있으며 모양이 있는 칸은 지나갈 수 없습니다.

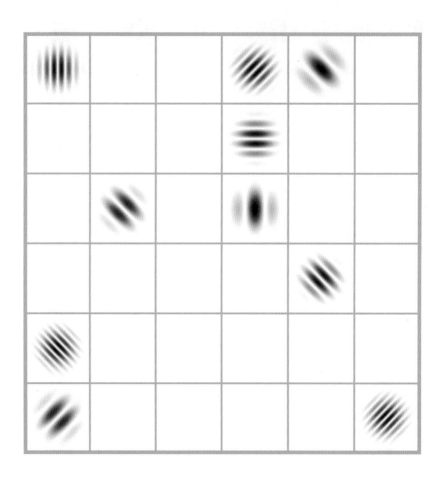

Q. 아래 그림에서 좋아하는 모양을 선택해 그것과 같은 모양을 전부 찾아보세요. 모두 찾으면 다른 모양을 선택해 같은 절차를 반복하세요.

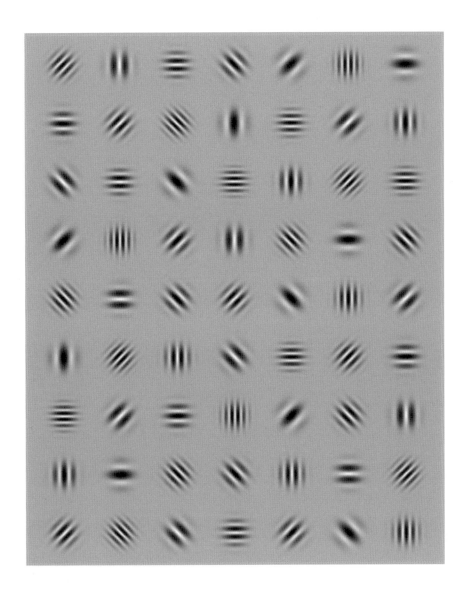

Q. 아래 그림에서 좋아하는 모양을 선택해 그것과 같은 모양을
전부 찾아보세요. 모두 찾으면 다른 모양을 선택해 같은 절차
를 반복하세요.

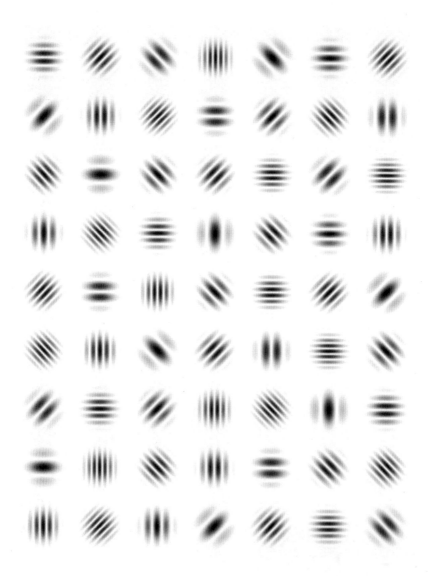

Q. 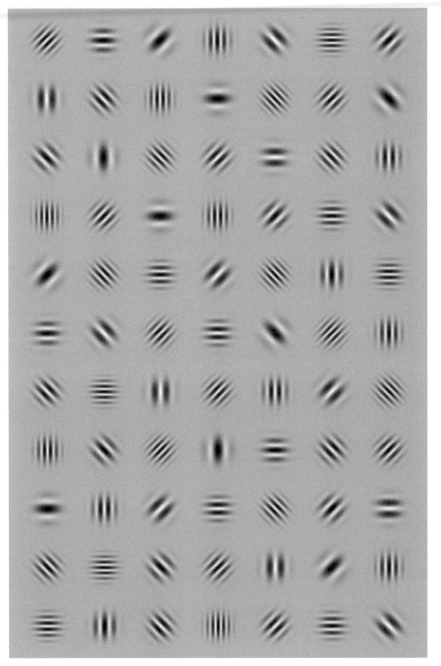 와 같은 모양은 몇 개 있습니까?

Q. 어떤 법칙에 따라 모양이 늘어서 있습니다. ?칸에는 A~D 중
무엇이 들어갈까요?

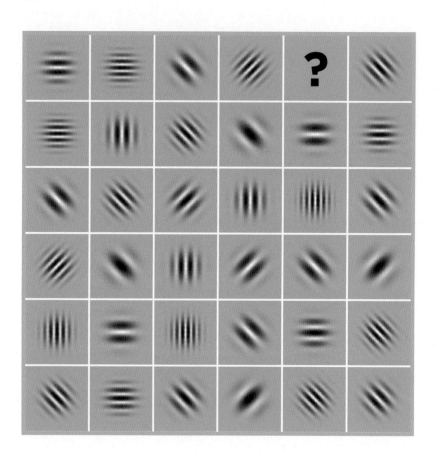

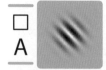

A

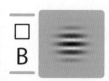

B

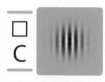

C

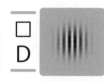

D

Q. 어떤 법칙에 따라 모양이 늘어서 있습니다. ?칸에는 A~C 중 무엇이 들어갈까요? 단, 모양은 좌우로 회전할 수 있습니다.

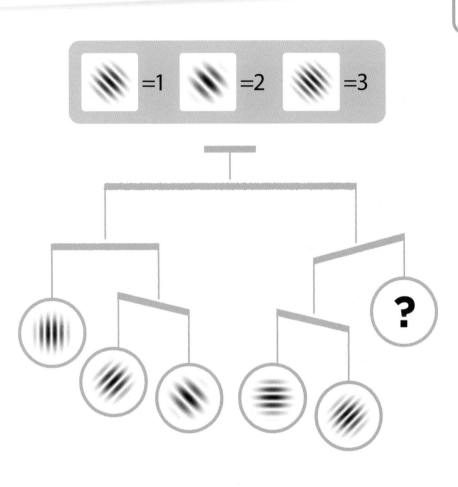

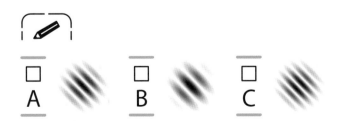

▶ 정답은 145쪽

Q. 아래의 수식을 풀어 보세요. 단, 방향이 달라져도 줄 수가 같으면 같은 숫자로 계산합니다.

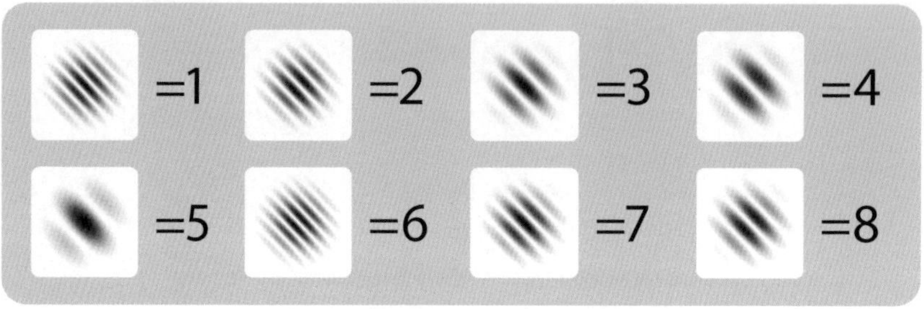

=1 =2 =3 =4

=5 =6 =7 =8

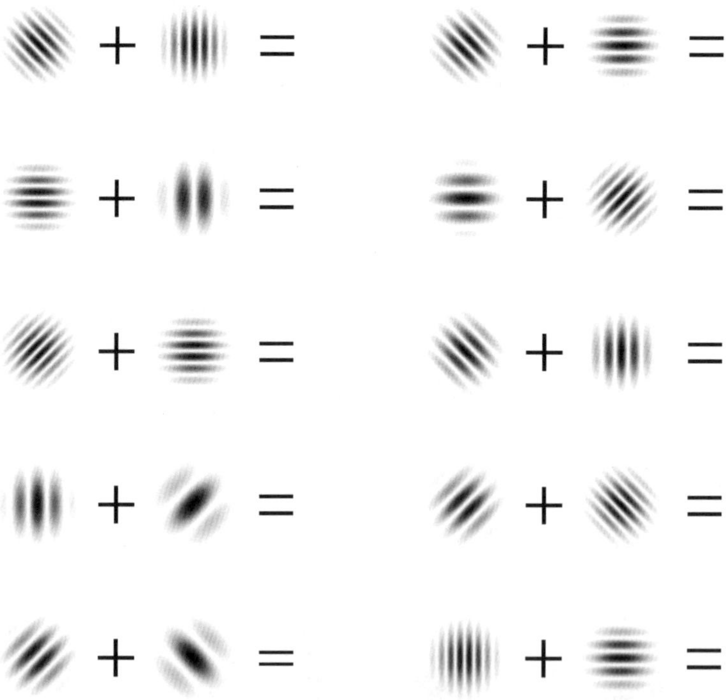

+ =

+ =

+ =

+ =

+ =

+ =

+ =

+ =

+ =

+ =

Q. 무게가 무거운 순으로 1부터 4까지 빈칸에 숫자를 써 보세요.
단, 모양이 회전해도 무게는 같습니다.

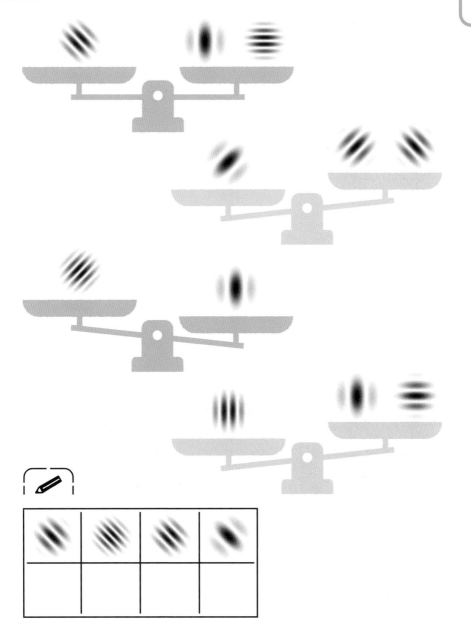

▶ 정답은 146쪽

Q. 아래에 표시된 순서를 반복해 GOAL까지 나아가세요.

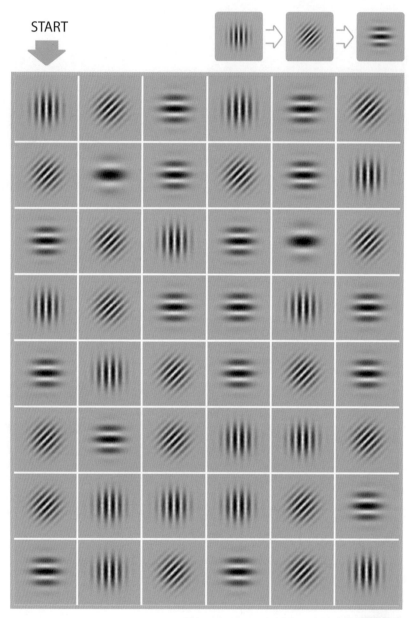

Q. 어떤 모양을 같은 것끼리 선으로 연결하면 하나의 도형이 완성됩니다. 어떤 도형일까요? 단, 삼각형과 사각형은 아닙니다.

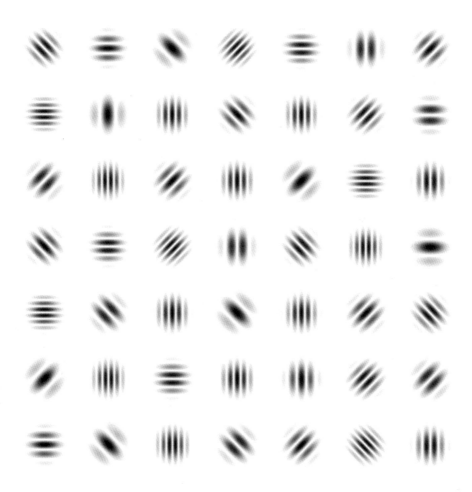

Q. A와 B를 비교해 틀린 모양 세 가지를 찾아보세요.

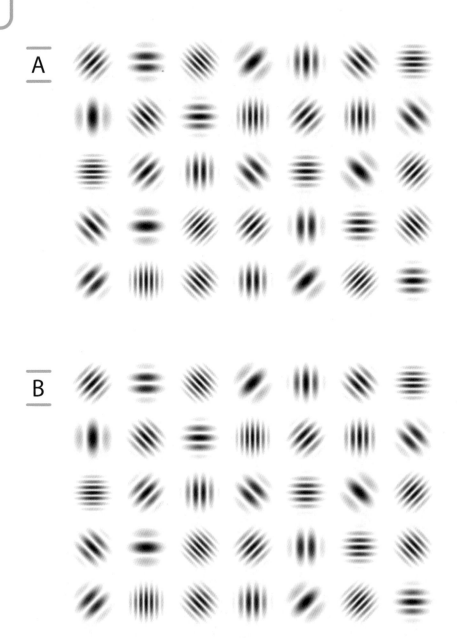

Q. 위쪽 그림에는 있고, 아래쪽 그림에는 없는 모양을 찾으세요.
단, 모양은 좌우로 회전할 수 있습니다.

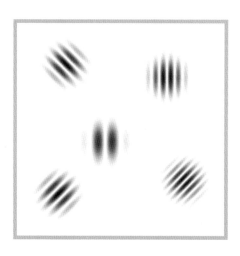

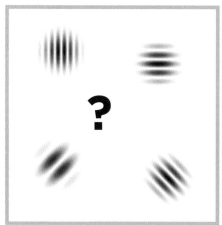

A   B   C   D

▶ 정답은 148쪽

Q. 위쪽 그림에는 있고, 아래쪽 그림에는 없는 모양을 찾으세요.
단, 모양은 좌우로 회전할 수 있습니다.

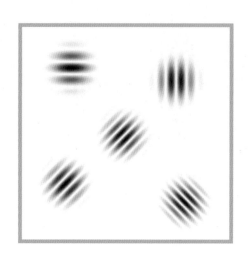

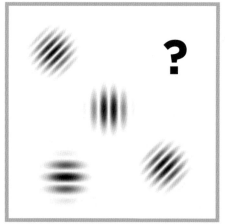

A 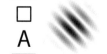 B   C 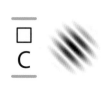 D

Q. 모양의 조합이 같은 그룹을 찾아보세요. 단, 모양은 좌우로 회전할 수 있습니다.

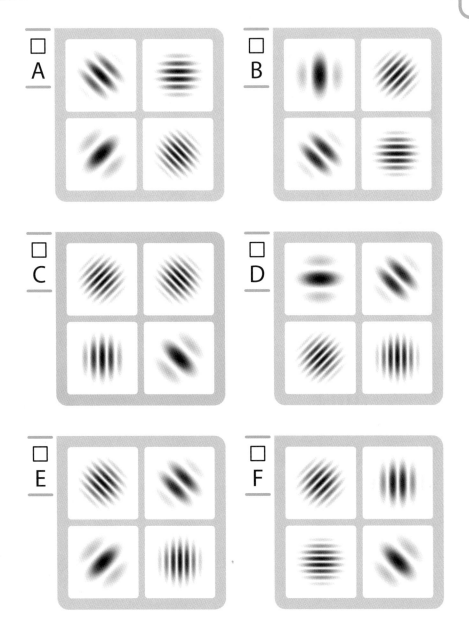

Q. 줄의 개수가 같은 모양끼리 선으로 이어 연결하세요. 단, 한 칸 당 한 번만 지나갈 수 있으며 모양이 있는 칸은 지나갈 수 없습니다.

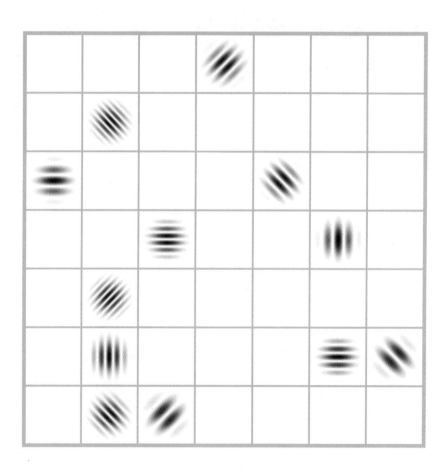

Q. 어떤 법칙에 따라 모양이 늘어서 있습니다. ?칸에는 A~D 중 무엇이 들어갈까요?

일
차

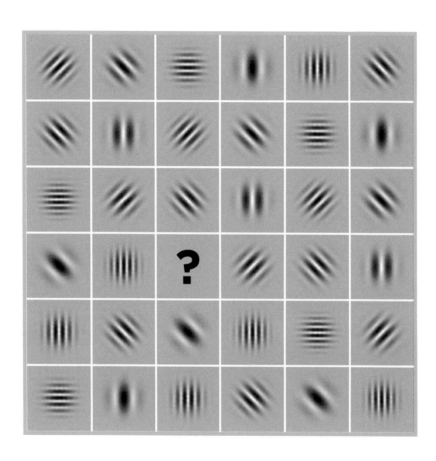

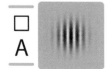
A

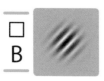
B

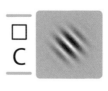
C

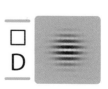
D

▶ 정답은 150쪽 95

Q. 어떤 법칙에 따라 모양이 늘어서 있습니다. ?칸에는 A~D 중
무엇이 들어갈까요? 단, 모양은 좌우로 회전할 수 있습니다.

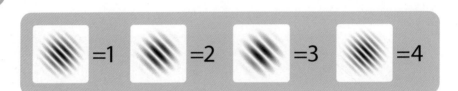

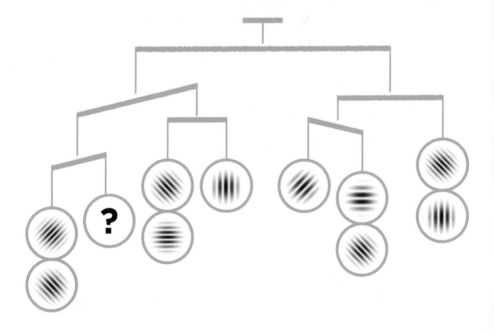

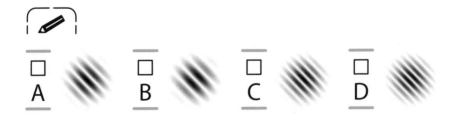

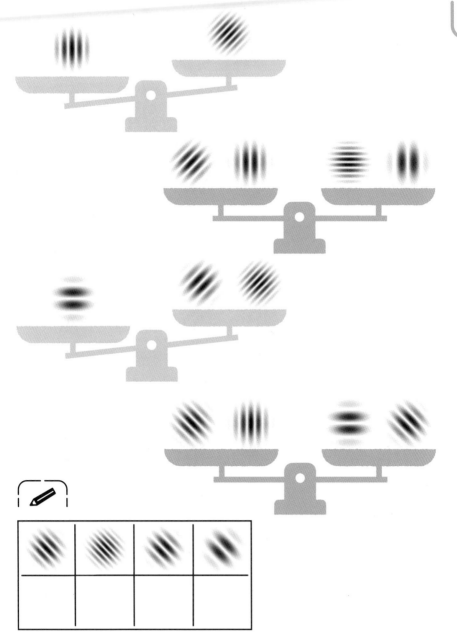

Q. 무게가 무거운 순으로 1부터 4까지 빈칸에 숫자를 써 보세요.
단, 모양이 회전해도 무게는 같습니다.

▶ 정답은 151쪽

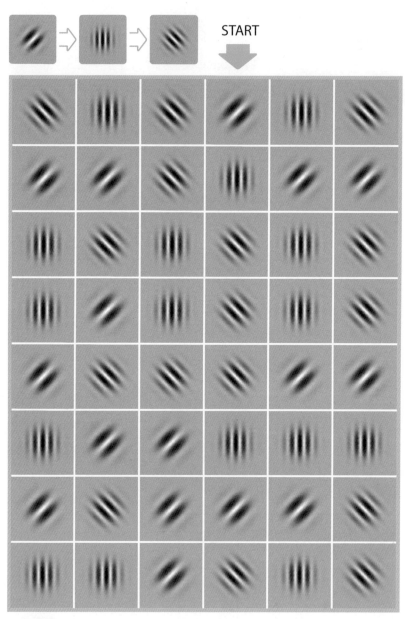

Q. 아래에 표시된 순서를 반복해 GOAL까지 나아가세요.

START

GOAL

▶ 정답은 152쪽

Q. 아래 그림에서 좋아하는 모양을 선택해 그것과 같은 모양을 전부 찾아보세요. 모두 찾으면 다른 모양을 선택해 같은 절차를 반복하세요.

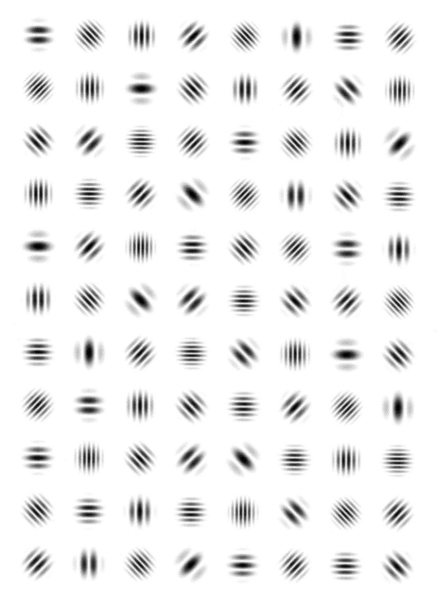

▶ 정답은 152쪽

Q. 아래 그림에서 좋아하는 모양을 선택해 그것과 같은 모양을
전부 찾아보세요. 모두 찾으면 다른 모양을 선택해 같은 절차
를 반복하세요.

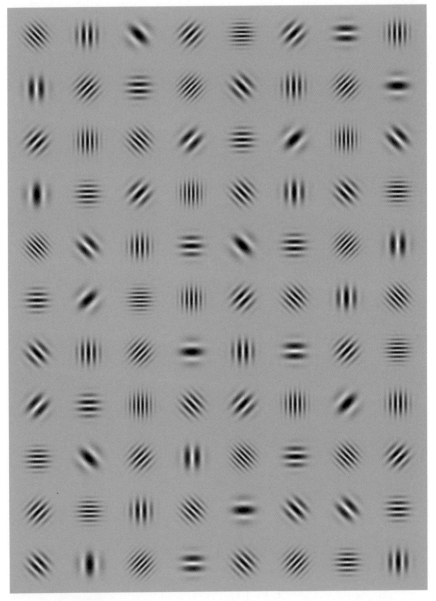

Q. 어떤 모양을 같은 것끼리 선으로 연결하면 하나의 도형이 완성됩니다. 어떤 도형일까요? 단, 삼각형과 사각형은 아닙니다.

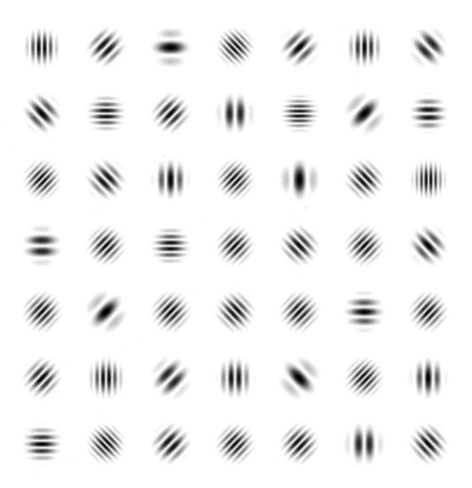

Part

4

가보르아이 효과를 높이기 위한 습관

미디어 세상이 도래하면서 우리의 시력은 점점 저하되고 있습니다. 그런 상황에서 눈 건강과 시력을 모두 지키려면 어떻게 해야 할까요? 이번 장에서는 안과 의사의 입장에서 드릴 수 있는 눈 관리법을 알려 드립니다. 꼭 몸에 익혀 두시기를 바랍니다.

블루베리보다 훨씬 좋아요!

여러분이 몰랐던
'눈에 좋은 식사'

식사할 때 조금만 신경 써도 눈 질환을 예방할 수 있습니다. 예를 들어 '가령황반변성'이라는 질병은 루테인이나 베타카로틴과 같은 보조제 복용만으로도 발병률을 낮출 수 있다는 것이 해외에서 실시된 대규모 조사에서 밝혀졌습니다. 더 나아가 눈 건강을 위해 추천하는 영양 성분은 다음 네 가지입니다.

① 루테인

카로티노이드라는 색소의 일종입니다. 자외선을 흡수해 질병 및 노화의 원인인 '활성산소'를 제거하는 역할을 합니다. 또한 가령황반변성을 예방하고 개선하는 데 효과가 있습니다.

【루테인을 섭취할 수 있는 식재료】시금치(함유량이 많아 두 단이면 충분함) · 당근 · 소송채 · 브로콜리 등의 녹황색 야채, 계란, 풋콩 · 여주 · 옥수수 등 여름철 식재료

② 아스타잔틴

카로티노이드라는 색소의 일종으로 강력한 항산화력이 있는 데다가 면역력까지 높여줍니다. 안정 피로(eye strain)나 전반적인 눈 질환을 예방하고 개선하는 효과가 있습니다.

【아스타잔틴을 섭취할 수 있는 식재료】전갱이 · 고등어 · 참치 · 방어 · 꽁치 등의 등푸른생선, 새우 · 게 · 연어 · 연어알 · 세모가사리 등의 붉은색 해산물

| 눈에 좋은 계절별 추천 식재료 |

봄
- 부추(베타카로틴)
- 쪽파(베타카로틴)
- 볼락(DHA·EPA)

여름
- 옥수수(루테인)
- 여주(루테인)
- 정어리(DHA·EPA)

가을
- 단호박(베타카로틴)
- 당근(베타카로틴)
- 연어(아스타잔틴)

겨울
- 시금치(루테인)
- 브로콜리(루테인)
- 고등어(DHA·EPA)

③ DHA · EPA

'불포화 지방산'이라는 지방 성분이 눈물에 기름기를 만들어 내서 눈물의 질을 높여줍니다. 소염 작용 역시 기대할 수 있습니다. 안구건조증, 충혈, 눈 부음 등을 예방하고 개선하는 데 효과가 있습니다.

【DHA·EPA를 섭취할 수 있는 식재료】 전갱이 · 고등어 · 참치 · 방어 · 꽁치 등의 등푸른생선

④ 베타카로틴

카로티노이드라는 색소의 일종으로, 강력한 항산화력을 가지고 있습니다. 또한, 체내에서 비타민A(눈의 기능이나 점막의 건강을 유지하는 성분)로 변화합니다. 눈 상태가 나빠지는 것을 전반적으로 예방해 주고, 또 개선하는 데 효과가 있습니다.

【베타카로틴을 섭취할 수 있는 식재료】 시금치, 쑥갓, 부추, 당근, 단호박, 토마토

의외로 알려져 있지 않은 '눈에 좋은 환경'

컴퓨터나 스마트폰과 같은 전자 기기는 눈에 직접적인 피로감을 줍니다. 그러므로 '가능한 한 큰 화면'의 전자 기기를 쓰는 것이 좋습니다. '스마트폰 → 태블릿기기 → 노트북 → 데스크탑' 이렇게 화면이 커질 수록 눈에 가해지는 부담은 줄어듭니다.

어떤 기기를 쓰든 간에 '화면의 밝기'에는 신경을 쓰셔야 합니다. 화면의 밝기를 낮추면 자극을 완화할 수 있습니다. 또한, 밤에 작업을 할 때는 질 좋은 수면을 위해 블루라이트 차단을 권장합니다. 모니터의 기능을 활용해도 좋고, 블루라이트 차단 시트를 사용해도 괜찮습니다.

컴퓨터를 할 때는 화면의 각도에도 주의를 기울여야 합니다. 화면 상단이 시선과 수평이거나, 수평인 상태에서 아래로 15도 정도가 되도록 각도를 설정합니다. 이렇게 하면 눈을 뜨는 면적이 좁아지므로 안구 건조 증상을 예방할 수 있습니다. 눈은 화면에서 40cm 이상 뗀 상태를 유지합시다. 거리가 너무 가까우면 눈에 가해지는 부담이 대폭 늘어납니다.

눈의 건조를 예방하는 것도 중요합니다. 눈에서 수분이 날아가지 않도록 하면 안구건조증 같은 증상을 피할 수 있습니다. 특히 겨울철은 가습기를 틀어 실내 습도를 40%에서 60% 사이로 유지하면 좋습니다.

또한, 가능하면 모니터로 보는 것보다 종이에 인쇄해서 보는 것이 좋습

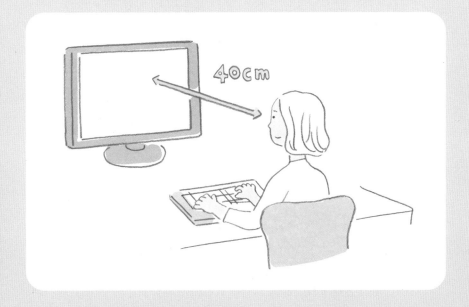

니다. 반사광으로 사물을 보는 구조로 된 전자 기기보다 종이로 보는 것이
눈에 가해지는 부담을 줄일 수 있기 때문입니다.

조명 또한 중요합니다. 전체적인 밝기는 두말할 나위 없이 필요하지만,
너무 밝은 상태는 피해야 합니다. 예컨대 손 주변만 너무 밝게 하면 반사광
으로 인해 오히려 눈에 부담을 줍니다.

조명의 종류 또한 신경 써야 합니다. 작업의 효율성을 추구하고 싶다면
형광등, 휴식에는 백열등이 적합합니다. LED 등은 오래 쓸 수 있어서 인
기가 있지만, 싼 제품 가운데는 블루라이트로 인한 악영향이 우려되는 제
품도 있으니 조심하시기를 바랍니다.

눈에 악영향을 끼치는 행동들!

① 눈을 자주 씻는다

눈에 먼지가 들어갔을 때 종종 물로 눈을 씻어내는데, 이는 어쩔 수 없는 행동입니다. 그러나 상쾌해진다는 이유로 눈에 자주 안약을 넣는 것은 좋지 않습니다. 미세한 먼지와 함께 눈물을 만드는 중요한 성분까지 배출되고 말기 때문입니다.

② 잘못된 방법으로 안약을 넣는다

우선 '방부제'가 들어간 안약은 피하는 게 좋습니다. 장기간 사용하면 눈이 손상될 위험이 있기 때문입니다. 그러므로 방부제가 첨가되지 않은 안약을 골라 사용하시기를 바랍니다. 또한, 혈관수축제가 들어간 안약을 사용해 충혈을 멎게 하는 경우가 잦으면, 오히려 반동효과로 충혈이 심해질 수 있어 추천하지 않습니다. 게다가 항균 안약은 장기간 사용하면 내성이 생길 수 있으므로 주의하셔야 합니다. 다래끼, 결막염이 의심되는 경우, 안과에서 근본적인 진료를 받으실 필요가 있습니다. 또한, 어떤 안약을 사용하든 간에 개봉후 한 달이 지난 안약은 이미 세균이 번식해 있으므로 사용하지 않는 편이 바람직합니다.

③ 빛이나 히터 바람에 눈이 계속 노출된다

우리 눈의 흰자위는 오랜 시간 자외선을 받으면 갈색빛으로 변할 수도 있습니다. 선글라스를 착용하는 등, 자외선에 관한 대책을 철저

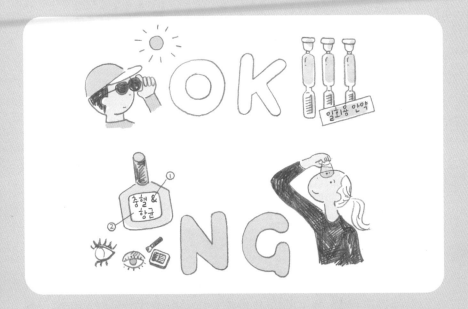

히 세우시기를 바랍니다. 또한, 히터 바람을 눈에 직접 맞으면 안구 건조증이 발병할 수도 있습니다. 패션 안경 등을 착용해 눈을 지킵시다.

④ 눈화장을 제대로 지우지 않는다

덜 지운 눈화장이 남아 있으면 그것을 먹이로 해서 '진드기'가 번식합니다. 또 '마이봄샘'이 막혀 우리 눈을 촉촉하게 해주는 기름이 분비되지 않아 문제가 생기기도 합니다. 이럴 때는 속눈썹 샴푸를 사용하거나, 아이라인을 그리지 않는 등 주의가 필요합니다. 속눈썹 연장 역시 속눈썹이 빠지는 주기를 짧아지게 만듦으로 삼가는 것이 좋습니다.

전자 기기는 정말로 눈에 안 좋을까?

눈을 위한 '전자 기기 사용법'

① 컴퓨터는 40cm, 핸드폰은 30cm 이상 눈에서 떨어뜨리기

핸드폰 화면을 볼때 시선을 중앙에 맞추기 십상입니다. 그렇게 하면 사시(시선이 안쪽을 향한 채 굳어지는 증상)가 될 우려도 있습니다. 화면을 너무 가까이에서 보지 않도록 주의해야 합니다. 아이들에게는 '선을 긋거나', '끈으로 거리를 알려주는' 등 알기 쉬운 방법으로 설명해주는 것이 좋습니다.

② 60~90분 사용하면 10분 휴식 취하기

사람은 1분간 약 30회 눈을 깜빡거리는데, 전자 기기를 사용하는 중에는 그 횟수가 7~8회까지 줄어듭니다. 그렇게 되면 안정 피로나 안구건조증 증상이 발현되기 쉬워지지요. 그러니 약 60~90분에 한 번씩 10분 정도 휴식을 취하는 것이 좋습니다. 특히 멀리 있는 것을 보며 눈을 쉬게 하는 것이 특히 중요합니다. 멀리까지 보지 못하는 환경에서는 '2m 이상 떨어진 물체'를 보세요.

③ 안약 넣기

작업에 집중하다 보면 본능적으로 눈을 깜빡이는 횟수가 줄어듭니다. 그러므로 의식적으로 깜빡여서 눈물로 눈 표면을 적시는 편이 좋습니다. 그렇다고 과도하게 안약을 사용하는 것은 좋지 않습니다. 규정된 용량, 횟수는 반드시 지키셔야 합니다. 안약을 넣고 1분 이상 눈을 감는 상태를 유지하면 효과적입니다.

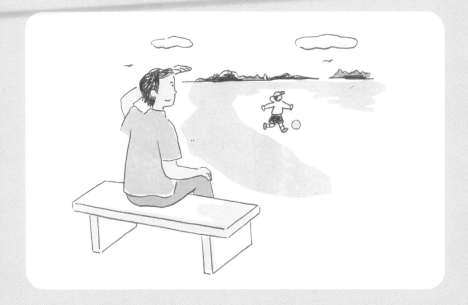

④ 눈을 따뜻하게 하기

눈을 따뜻하게 하면 안정 피로나 안구건조증을 예방할 수 있습니다. 114페이지를 참고해 '눈 찜질'을 해볼까요?

⑤ 의도적으로 화면에서 눈 돌리기

잠시라도 전자 기기를 '사용하지 않는 시간'을 확보하는 것이 중요합니다. 특히 아이들은 야외에서 노는 시간이 많아지도록 유도해 주세요. 하루에 두 시간 이상 야외에서 놀지 않는 아동은 근시가 되기 쉽다는 데이터도 있습니다. 눈의 성장기에 접어든 아이들은 먼 곳을 보는 게 굉장히 중요합니다.

'천 원 권 지폐'를 활용한 가보르아이

가보르아이는 천 원 권 지폐를 비쳐 보는 것만으로 대체할 수 있습니다. 왜냐하면 천 원 권 지폐에 그려져 있는 숨은 그림과 같은 잘 안 보이는 것을 보면, 뇌의 '흐린 이미지를 선명한 이미지로 보정하는 기능'을 단련시킬 수 있기 때문입니다. 이것은 가보르아이로 뇌의 처리 기능을 단련하는 것과 같은 원리입니다.

'천 원 권 지폐로 되나?'라고 생각한 분도 계시겠지만, 실제로 TV방송에서 이 방법을 실시한 결과 평균적으로 시력이 0.2 향상되었습니다. 그 방법은 아주 간단합니다.

① 천 원 권 지폐를 양손으로 들고 위로 올려서 숨은 그림이 잘 보이도록 한다.
② 조금씩 천 원 권 지폐를 내려 숨은 그림이 보일락 말락 하는 위치에 멈춰서 10초간 계속 본다.
③ 다시 숨은 그림이 잘 보이는 높이까지 올린다.

아침과 저녁에 10회 씩 하면 더욱 시력 회복 효과가 기대됩니다. 가보르아이만큼 효과는 없겠지만 아주 간단하게 할 수 있기 때문에 자투리 시간에 한번 해보세요.

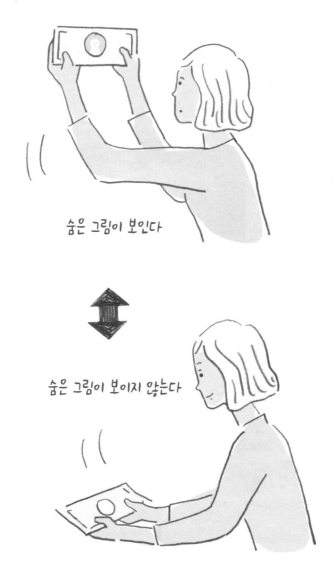

숨은 그림이 보인다

숨은 그림이 보이지 않는다

안정 피로, 안구건조증에 좋은 이것!

'눈 찜질'

눈을 따뜻하게 하면 혈액 순환이 촉진되면서 일시적으로 시력이 올라가고, 안정 피로나 안구건조증 개선에도 높은 효과가 있습니다.

안구건조증은 눈이 건조해 눈물의 질이 나빠지는 것이 원인 중 하나입니다. 눈물에는 물과 지방 성분이 섞여 있는데, 눈이 건조하면 지방이 녹지 않고 굳어져 버립니다. 그래서 지방 성분이 쉽게 녹도록 해서 촉촉한 눈물을 만드는 것이 좋습니다.

눈을 따뜻하게 하는 방법은 다양합니다. 그러므로 여러 가지 방법을 시도해 보시는 편이 좋습니다. 아침과 저녁, 하루에 2회씩 하시면 더욱 효과가 있습니다. 시중에서 파는 눈 찜질 팩을 사용해도 괜찮습니다.

ᅵ 눈 찜질 (기본) ᅵ

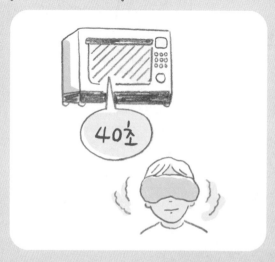

【방법 1】기본 눈 찜질

① 물기를 꽉 짠 젖은 수건을 전자레인지에 넣어 40초가량 데웁니다. 이 때, 온도는 화상을 입지 않을 정도여야 합니다.

② 눈을 감고 눈꺼풀 위에 수건을 올립니다. 수건이 식을 정도로 시간이 흐르면 찜질을 끝냅니다.

【방법 2】욕실에서 눈 찜질 하기

목욕할 때 욕조에 잠긴 물로 수건을 살짝 적신 뒤 꼭 짜서 그대로 눈 위에 얹습니다. 수건이 식을 정도로 시간이 흐르면 찜질을 끝냅니다.

【방법 3】팜 아이

① 양 손바닥을 맞대고 10회 정도 문지르면 손이 따뜻해집니다.

② 손을 컵처럼 오므려 눈을 덮듯이 가져다 댑니다. 공기로 눈을 따뜻하게 해준다는 느낌으로 30초 가량 그 상태를 유지합니다.

| 팜 아이 |

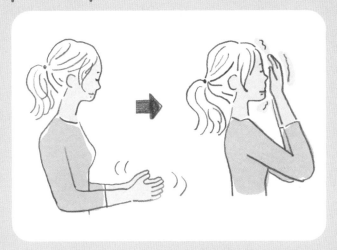

'원근 스트레칭'

노안을 앓고 있는 사람, 컴퓨터를 오래 사용해 '안정 피로'를 느끼는 사람, 저녁이 되면 눈이 잘 안 보이는 '저녁 노안'을 자주 느끼는 사람, 핸드폰 사용 시간이 늘어나면서 젊은 사람들이 자주 앓는 '스마트폰 노안'에도 효과가 있는 스트레칭입니다.

인간은 멍하니 있으면 대략 1m 50cm 정도 지점에 초점이 맞춰집니다. 거기서 더 먼 곳을 보거나, 가까운 곳을 볼 때는 모양체근을 사용해 초점을 조절합니다. 그러나 최근에는 컴퓨터나 핸드폰을 가까이서만 보는 일이 많아져 모양체근을 잘 사용하지 않습니다. 그러므로 의도적으로 먼 곳을 보거나, 가까운 곳을 보는 것을 되풀이해 모양체근을 풀어 주어 잘 움직이도록 만들어주는 것이 바로 이 '원근 스트레칭'입니다. 방법은 아주 간단합니다.

① 2m 이상 떨어진 곳을 5초 정도 쳐다봅니다. 실내에서 해도 괜찮습니다.

② 눈에서 30cm 떨어진 위치에서 집게손가락을 세워서 손끝을 5초 정도 봅니다.

③ ①과 ②를 10회 정도 반복합니다.

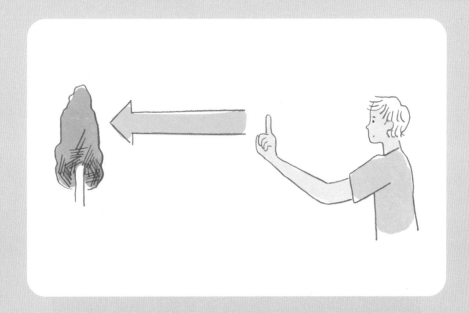

'원근 스트레칭'은 하루에 한 번이면 충분하지만, 아침은 비교적 모양체근이 잘 움직이므로 가능하면 저녁에서 밤에 하는 것을 추천합니다.

특히 일정한 나이가 되면 모양체근의 초점을 맞추는 기능은 아침·저녁으로 큰 차이가 납니다. 그러므로 아침보다는 저녁에 하는 것이 훨씬 효과적입니다.

직장인은 몸이 지치기 시작한 타이밍이나 퇴근하고 나서 하는 것이 좋고, 야근할 때는 야근하기 전에 하는 것이 좋습니다.

눈의 건강 상태를 알 수 있다!

'암슬러차트'

아래 그림을 눈에서 30cm 떨어진 지점에서 쳐다봅니다. 가운데에 있는 하얀색 동그라미에 시선을 고정한 채 번갈아 한쪽 눈으로 바라보세요. 안경, 렌즈, 돋보기안경을 착용한 상태에서 하셔도 괜찮습니다.

빈칸이 흐릿해 보이거나 안 보이는 부분이 있다면 눈의 질병을 의심할 수 있으므로 안과에서 치료를 받는 편이 좋습니다.

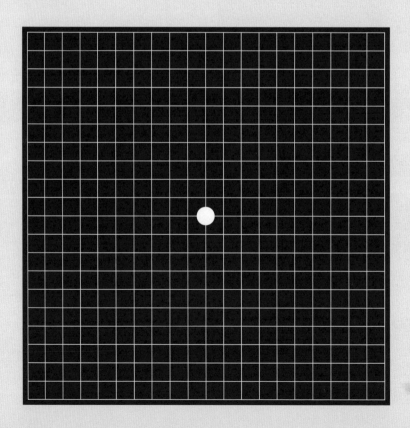

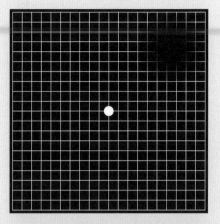

〈녹내장〉
일때 이렇게 보인다

　녹내장은 시야가 좁아지는(시야결손) 질병입니다. 초기 단계에서 알아내기는 어려우며, 시야가 많이 좁아지면 그림처럼 흐릿하게 보이기도 합니다. 저희 아버지도 이렇게 보였기에 녹내장을 발견할 수 있었습니다.

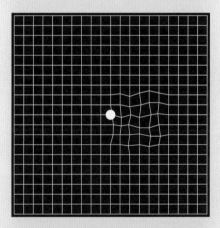

〈당뇨병성 황반부종〉
일때 이렇게 보인다

　황반부종은 부종으로 인한 가려움 증상이 발현되기 쉽습니다. 출혈이 있으면 시야가 좁아지기도 합니다.

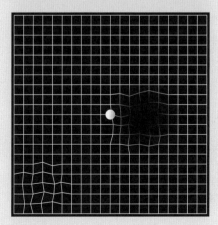

〈황반변성〉
일때 이렇게 보인다

　황반변성은 사물이 구부러져 보이거나 시야가 좁아지는 병입니다. 결손을 느끼기는 하나, 막연하게 잘 보이지 않는다고 느낄 정도이기 때문에 까맣게 되지는 않습니다.

천 원짜리 안경을 쓰기만 하면 된다!

'운무법'

　운무법이란 도수가 낮은 돋보기안경을 착용한 채 먼 곳을 바라보는 방식입니다.

　돋보기안경을 쓴 채 먼 곳을 보면 흐려서 잘 보이지 않습니다. 이를 통해 초점을 조절하는 능력을 많이 사용함으로써 긴장 상태를 완화하는 방식입니다.

　돋보기안경을 쓴 채 먼 곳을 보면 흐려서 잘 보이지 않습니다. 이를 통해 초점 조절 능력을 많이 사용함으로써 긴장 상태를 완화하는 방식이지요. 돋보기안경 하나로 근시 개선 효과를 기대할 수 있고, 눈의 피로를 푸는 데도 효과가 있습니다. 돋보기안경은 천 원 숍에서 파는 것을 사용해도 괜찮습니다. 도수는 '+2.0'을 선택해 주세요. 방법은 아주 간단합니다.

① 돋보기안경(+2.0)을 씁니다. 렌즈나 안경을 사용할 경우 그 위에 돋보기 안경을 씁니다.
② 2m 이상 먼 곳을 봅니다. 실내에서 해도 괜찮습니다.
③ 1분 이상 지나면 돋보기안경을 벗습니다.

혈액 순환이 개선된다!

'지압 안마'

한의학에서는 눈 주변의 혈자리를 누르면 눈 건강에 도움을 준다고 알려져 있습니다. 대표적인 혈자리는 다음과 같습니다.

정명혈 — 눈머리
태양혈 — 눈꼬리와 관자놀이 사이
친죽혈 — 눈썹머리 아래의 오목한 곳

이러한 혈자리를 쓰다듬듯이 안마하면 혈액 순환이 개선되고 결린 근육이 풀려 시원해집니다. 다만, 민감한 부위이므로 너무 세게 누르지 않도록 주의하시기를 바랍니다.

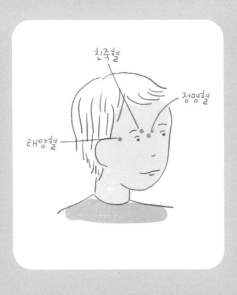

'드림렌즈'
― 근시와 근시성난시 개선

(비급여／어린이부터 어른까지 적용 가능)

자는 동안 특수한 렌즈를 착용하고, 일어나면 빼는 방식의 치료법입니다. 그러면 낮에는 안경이나 렌즈를 착용하지 않아도 일시적으로 잘 보이게 됩니다. 특수한 고산소 투과성 콘택트렌즈(하드렌즈)가 각막의 형태를 변화시켜 시력이 회복되는 치료법으로 효율성이 좋습니다. 최근에는 드림렌즈가 근시 진행 속도를 늦추는 데 도움을 줄 수 있다는 주장이 잇따라 보고되었습니다. 다만, 드림렌즈는 착용을 중단하면 원래의 상태로 시력이 돌아옵니다.

자는 동안의 렌즈 착용을 생소하게 여길 수도 있겠으나, 익숙해지면 낮에 사용하는 콘택트렌즈보다도 안전하고 쾌적한 사용감을 자랑합니다. 자는 사이에 착용하는 것이므로 눈에 먼지가 들어갈 걱정을 하지 않아도 됩니다. 또한, 야구나 축구 등 움직임이 격한 스포츠, 수영이나 다이빙을 하는 수중 스포츠 애호가들에게 인기가 높은 치료법입니다. 업무상 안경이나 콘택트렌즈를 착용할 수 없는 사람에게도 적합합니다. 다만, 이때는 일정한 수면 주기와 수면 시간이 너무 짧지 않아야 한다는 조건이 있습니다.

드림렌즈 치료를 할 때는 주기적으로 안과에서 정기 점검을 받아야 하며, 2년에 한 번은 렌즈를 교체하셔야 합니다.

'저농도 아트로핀'
— 근시 억제 치료

(비급여 / 6~12세부터 시작함)

저농도 아트로핀을 하루에 한 번, 자기 전에 한 방울 점안하기만 하면 되는 편하고 쉬운 치료법입니다. 그렇다고 해서 드림렌즈처럼 자고 일어난 후 바로 시력이 개선되지는 않습니다. 저농도 아트로핀이 모양체근을 풀어줌으로써 근시 진행을 억제하는 원리이기 때문입니다. 이 치료법을 통해 근시 진행을 평균 60% 가까이 억제할 수 있다는 연구 결과도 있습니다.

주요 부작용으로는 '눈부심'이 있습니다. 다만, 자기 전에 넣으면 아침에는 원래 상태로 돌아오기 때문에 일상생활에는 영향을 주지 않습니다. 그 이외에 평상시보다 약간 강한 심장 박동, 산동(홍채가 커지는 증상)이 일어날 가능성도 있습니다.

중요한 점은 이것이 아이들에 한해서만 적용할 수 있는 치료법이라는 사실입니다. 치료 시작 시기를 기록한 임상 데이터 역시 6세에서 12세 사이의 어린이들 것으로 한정되어 있습니다.

또한 2년 이상 치료를 계속하는 것이 좋습니다. 안약을 넣고 6개월 차부터 치료 효과를 볼 수 있으며, 2년 동안 근시 진행 속도를 반으로 늦출 수 있다는 것이 평균적인 연구 결과입니다. 말할 것도 없지만 아이들의 동의를 얻고 치료하는 것이 좋습니다. 최근에는 드림렌즈와 함께 이 치료를 받는 아이들도 증가하는 추세입니다.

'ICL' 렌즈 삽입술
― 근시 · 원시 · 난시 교정

(비급여 /성인에게 추천)

'ICL'이란 안내렌즈삽입술(Implantable Collamer Lens)의 줄임말입니다. 소프트 콘택트렌즈처럼 부드러운 렌즈를 눈에 삽입해 시력을 교정하는 치료법입니다. 렌즈는 홍채 뒤쪽과 수정체 앞면에 고정하는 방식이기 때문에 겉으로는 티가 나지 않습니다. 수술 후 시력이 회복되므로 물체가 선명하게 보이며, 안정적이고 효과 역시 오래 지속됩니다. 눈에 렌즈를 삽입해도 모래가 낀 느낌이 들지 않고, 특별히 관리할 필요도 없습니다. 원할 때 렌즈를 제거해 원래 상태로 되돌리는 것도 가능합니다. 단, 이 치료법의 장단점을 고려하면 적어도 성인이 된 이후 시술을 받는 것이 좋습니다.

우선 시술을 해야 하므로 100% 안전을 보장할 수 없습니다. 또한 메스를 사용해 절개하기 때문에 각막 내피세포가 줄어들 수 있지요. 이때, 각막 내피세포는 각막의 가장 안쪽에 있는 세포로, 사멸하면 다시 재생되지 않는다는 특성이 있습니다. 너무 많이 감소하면 각막에 백탁이 생기며 각막 이식을 해야 할 수밖에 없는 상황에 처할 수도 있습니다. 또한 시술 후 불쾌감, 충혈, 헤일로(빛 주변을 둘러싸는 구 모양의 영역), 눈부심(밝은 빛을 잘 보지 못하는 증상) 등에 시달리기도 합니다. 그러니 이러한 장단점을 잘 고려하셔서 치료법을 결정하시기를 바랍니다.

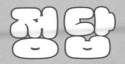

같은 줄무늬 모양을 찾는 문제에는
알기 쉽도록 정답에 아래와 같은
컬러와 형태의 기호를 사용했습니다.

줄 1 개	줄 2 개	줄 3 개	줄 4 개
= ■	= ■	= ■	= ■
= ●	= ●	= ●	= ●
= ▲	= ▲	= ▲	= ▲
= ★	= ★	= ★	= ★

줄 5 개	줄 6 개	줄 7 개	줄 8 개
= ■	= ■	= ■	= ■
= ●	= ●	= ●	= ●
= ▲	= ▲	= ▲	= ▲
= ★	= ★	= ★	= ★

정답 ←

Q. 아래 그림에서 좋아하는 모양을 선택해 그것과 같은 모양을 전부 찾아보세요. 모두 찾으면 다른 모양을 선택해 같은 절차를 반복하세요.

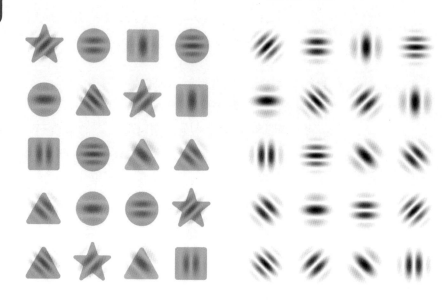

정답 ←

Q. A와 B를 비교해 틀린 모양 한 가지를 찾아보세요.

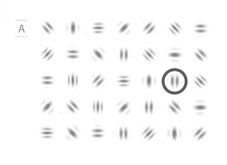

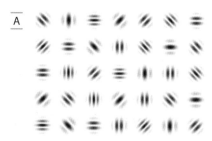

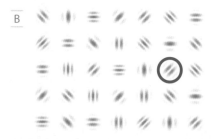

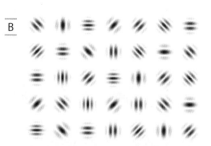

정답 ←————————————————————————— Q. 위쪽 그림에는 있고, 아래쪽 그림에는 없는 모양을 찾으세
요. 단, 모양은 좌우로 회전할 수 있습니다.

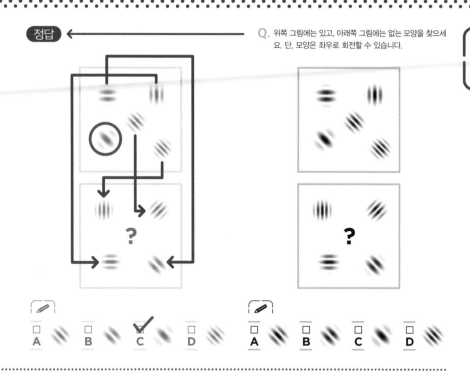

□
A □
B ✔
C □
D

□
A □
B □
C □
D

정답 ←————————————————————————— Q. 줄의 개수가 같은 모양끼리 선으로 이어 연결하세요. 단,
한 칸당 한 번만 지나갈 수 있으며 모양이 있는 칸은 지나
갈 수 없습니다.

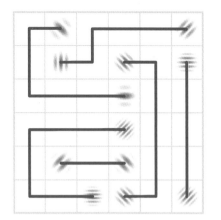

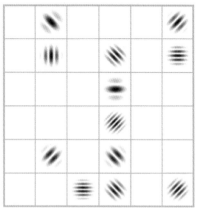

127

정답 ←

Q. 어떤 법칙에 따라 모양이 늘어서 있습니다. ?칸에는 A~C 중 무엇이 들어갈까요? 단, 모양은 좌우로 회전할 수 있습니다.

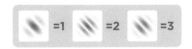

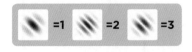

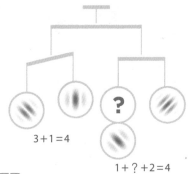

3+1=4

1+?+2=4
?=1

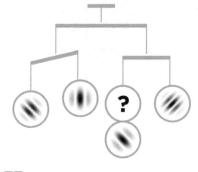

- -

정답 ←

Q. ◆에서 시작해 ★까지 나아가세요. 각 모양이 있는 곳에 도착하면, 같은 모양이 있는 곳으로 이동할 수 있습니다. 단, 모양은 좌우로 회전할 수 있습니다.

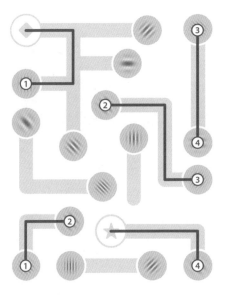

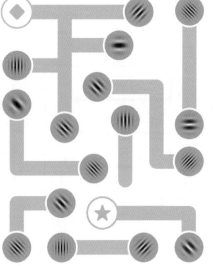

정답 ←

Q. 아래 그림에서 좋아하는 모양을 선택해 그것과 같은 모양을 전부 찾아보세요. 모두 찾으면 다른 모양을 선택해 같은 절차를 반복하세요.

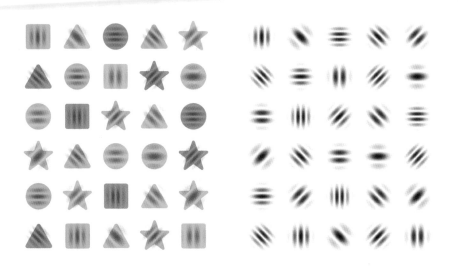

정답 4개 ←

Q. 와 같은 모양은 몇 개 있습니까?

정답 ←

Q. 조합이 완전히 같은 그룹을 찾으세요. 단, 모양은 좌우로
회전할 수 있습니다.

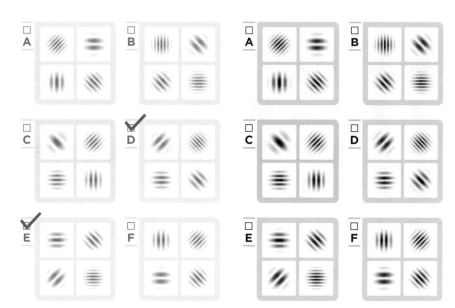

정답 ←

Q. 어떤 법칙에 따라 모양이 늘어서 있습니다. ?칸에는 A~D 중
무엇이 들어갈까요?

이 9칸으로 된 블록이 4개 늘어서
있습니다.

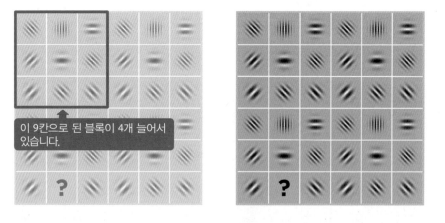

정답 ←

Q. 문제 1~3에서 각각 줄의 개수가 다른 모양을 두 개씩 찾아 보세요.

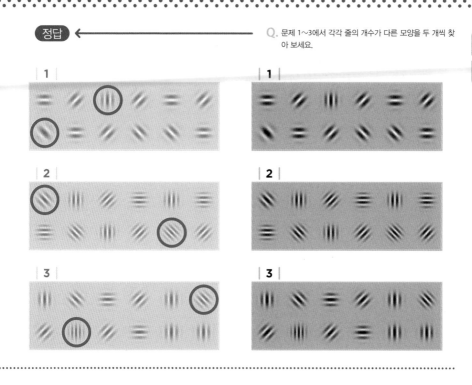

| 1 | | 1 |

| 2 | | 2 |

| 3 | | 3 |

정답 ←

Q. 무게가 무거운 순으로 1부터 4까지 빈칸에 숫자를 써 보세요. 단, 모양이 회전해도 무게는 같습니다.

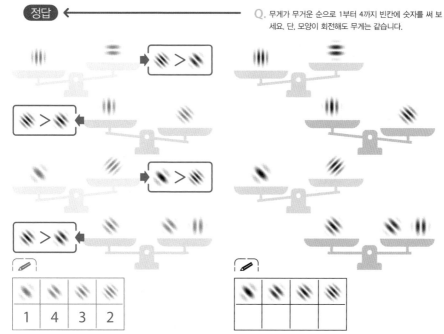

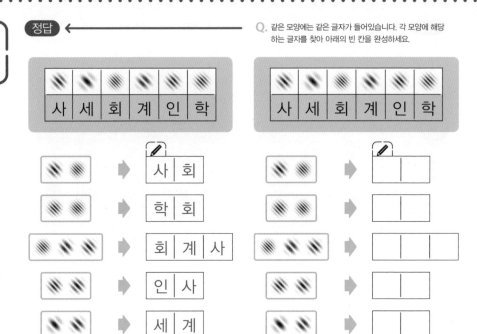

정답 ←

Q. 같은 모양에는 같은 글자가 들어있습니다. 각 모양에 해당하는 글자를 찾아 아래의 빈 칸을 완성하세요.

정답 ←

Q. 아래에 표시된 순서를 반복해 GOAL까지 나아가세요.

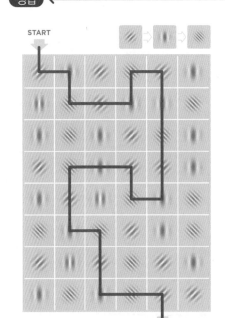

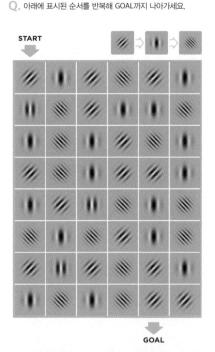

정답 ⟵

Q. 아래 그림에서 좋아하는 모양을 선택해 그것과 같은 모양을 전부 찾아보세요. 모두 찾으면 다른 모양을 선택해 같은 절차를 반복하세요.

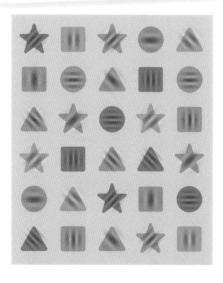
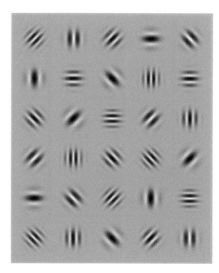

정답 ⟵

Q. 모양의 조합이 다른 그룹을 찾아보세요. 단, 모양은 좌우로 회전할 수 있습니다.

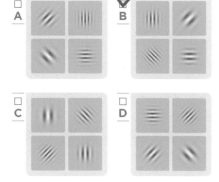

□
A

✓
B

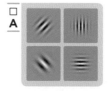

□
A

□
B

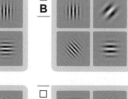

□
C

□
D

□
C

□
D

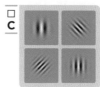

133

정답 ←

Q. 위쪽 그림에는 있고, 아래쪽 그림에는 없는 모양을 찾으세요. 단, 모양은 좌우로 회전할 수 있습니다.

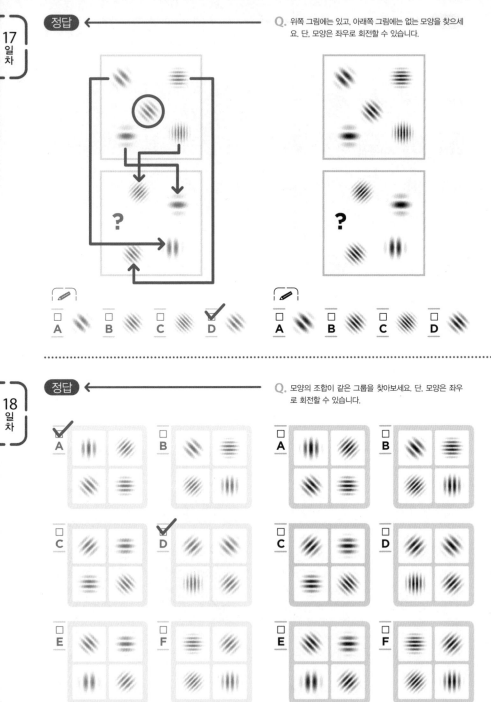

?

?

□ A □ B □ C ☑ D

□ A □ B □ C □ D

정답 ←

Q. 모양의 조합이 같은 그룹을 찾아보세요. 단, 모양은 좌우로 회전할 수 있습니다.

☑ A   □ B

□ A   □ B

□ C   ☑ D

□ C   □ D

□ E   □ F

□ E   □ F

정답 ←————————————

Q. 줄의 개수가 같은 모양끼리 선으로 이어 연결하세요. 단, 한 칸당 한 번만 지나갈 수 있으며 모양이 있는 칸은 지나 갈 수 없습니다.

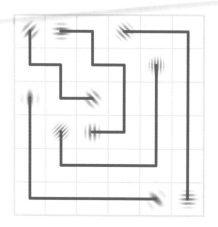

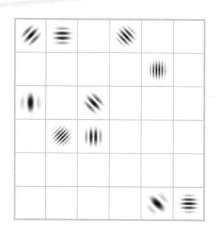

정답 ←————————————

Q. 아래 그림에서 좋아하는 모양을 선택해 그것과 같은 모양 을 전부 찾아보세요. 모두 찾으면 다른 모양을 선택해 같 은 절차를 반복하세요.

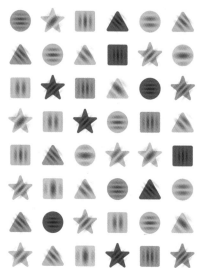

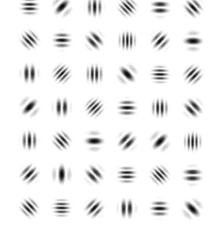

정답 ←

Q. 아래 그림에서 좋아하는 모양을 선택해 그것과 같은 모양을 전부 찾아보세요. 모두 찾으면 다른 모양을 선택해 같은 절차를 반복하세요.

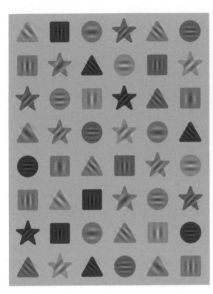
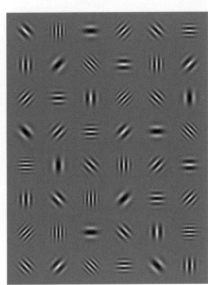

정답 4개 ←

Q. ≡ 와 같은 모양은 몇 개 있습니까?

정답 ←————————————————— Q. 어떤 법칙에 따라 모양이 늘어서 있습니다. ?칸에는 A~D
중 무엇이 들어갈까요?

화살표 방향으로 5개의 도형이
반복되고 있습니다.

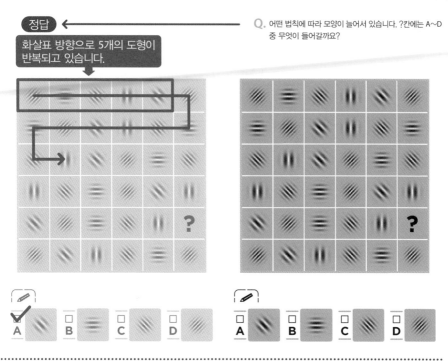

정답 ←————————————————— Q. 어떤 법칙에 따라 모양이 늘어서 있습니다. ?칸에는 A~D
중 무엇이 들어갈까요? 단, 모양은 좌우로 회전할 수 있습
니다.

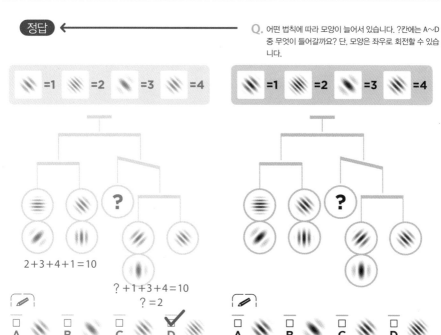

$2+3+4+1=10$

$?+1+3+4=10$

$?=2$

정답

Q. 문제 1, 2에서 각각 줄의 개수가 다른 모양을 세 개씩 찾아 보세요.

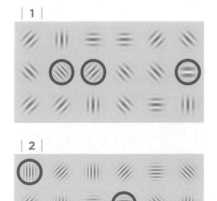

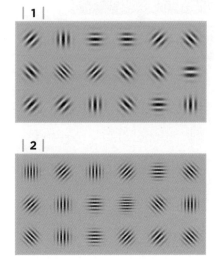

정답

Q. 무게가 무거운 순으로 1부터 4까지 빈칸에 숫자를 써 보세요. 단, 모양이 회전해도 무게는 같습니다.

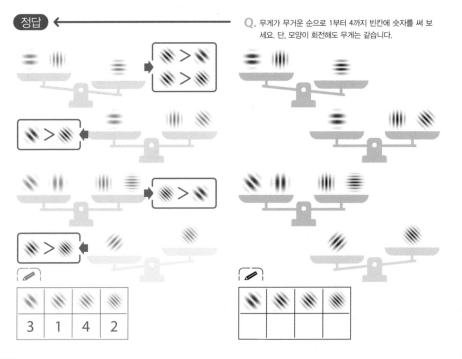

Q. 같은 모양에는 같은 글자가 들어있습니다. 각 모양에 해당
하는 글자를 찾아 아래의 빈 칸을 완성하세요.

정답

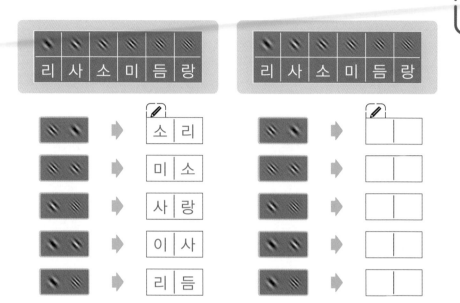

리	사	소	미	듬	랑

소 | 리

미 | 소

사 | 랑

이 | 사

리 | 듬

Q. 아래에 표시된 순서를 반복해 GOAL까지 나아가세요.

정답

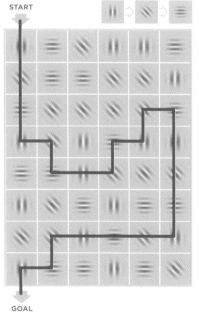

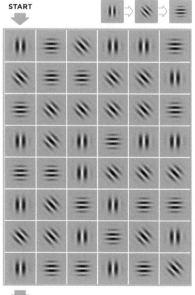

정답 ←

Q. ◆에서 시작해 ★까지 나아가세요. 각 모양이 있는 곳에
도착하면, 같은 모양이 있는 곳으로 이동할 수 있습니다.

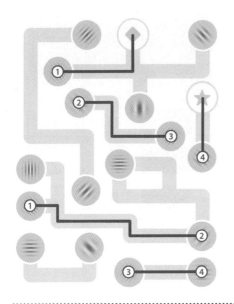
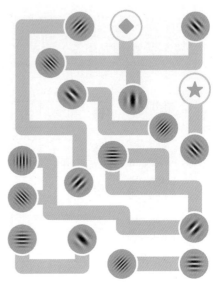

정답 ←

Q. A와 B를 비교해 틀린 모양 두 가지를 찾아보세요.

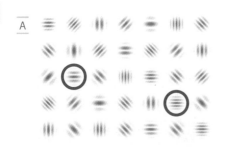

정답 하트 ←────────────

※입술, 다이아몬드, 심장, 여우, 입을 벌린 물고기로도 볼 수 있어요!

Q. 어떤 모양을 같은 것끼리 선으로 연결하면 하나의 도형이 완성됩니다. 어떤 도형일까요? 단, 삼각형과 사각형은 아닙니다.

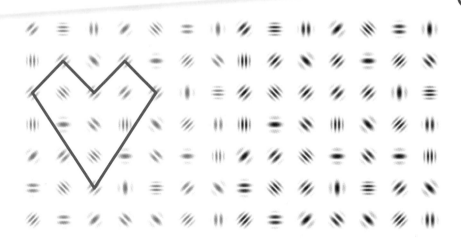

정답 ←────────────

Q. 위쪽 그림에는 있고, 아래쪽 그림에는 없는 모양을 찾으세요. 단, 모양은 좌우로 회전할 수 있습니다.

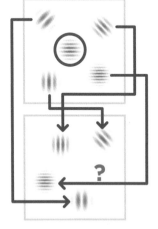

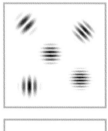

✓
A

B

C

D

A

B

C

D

정답 ←

Q. 위쪽 그림에는 있고, 아래쪽 그림에는 없는 모양을 찾으세요. 단, 모양은 좌우로 회전할 수 있습니다.

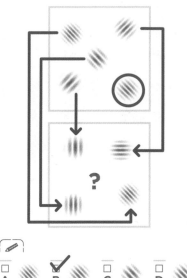

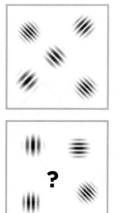

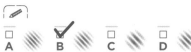

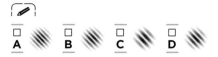

A ☐   B ✓   C ☐   D ☐

A ☐   B ☐   C ☐   D ☐

정답 ←

Q. 모양의 조합이 같은 그룹을 찾아보세요. 단, 모양은 좌우로 회전할 수 있습니다.

✓
A

☐
B

☐
A

☐
B

☐
C

☐
D

☐
C

☐
D

☐
E

✓
F

☐
E

☐
F

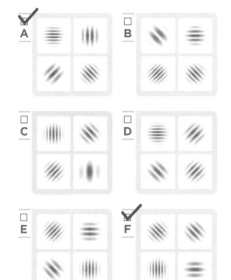

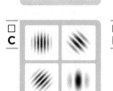

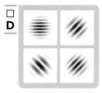

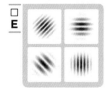

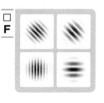

정답 ←

Q. 줄의 개수가 같은 모양끼리 선으로 이어 연결하세요. 단,
한 칸당 한 번만 지나갈 수 있으며 모양이 있는 칸은 지나
갈 수 없습니다.

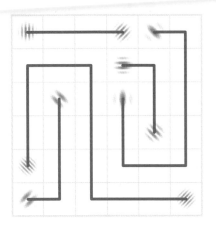

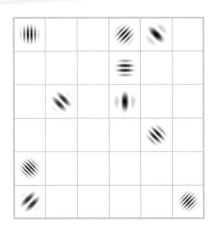

정답 ←

Q. 아래 그림에서 좋아하는 모양을 선택해 그것과 같은 모양
을 전부 찾아보세요. 모두 찾으면 다른 모양을 선택해 같
은 절차를 반복하세요.

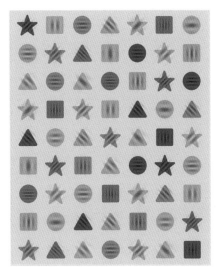

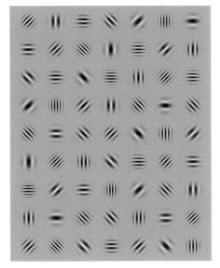

Q. 아래 그림에서 좋아하는 모양을 선택해 그것과 같은 모양
을 전부 찾아보세요. 모두 찾으면 다른 모양을 선택해 같
은 절차를 반복하세요.

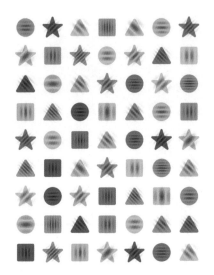
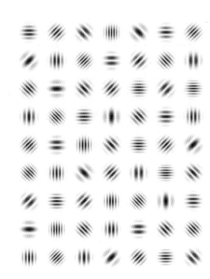

정답 4개 ←

Q. 와 같은 모양은 몇 개 있습니까?

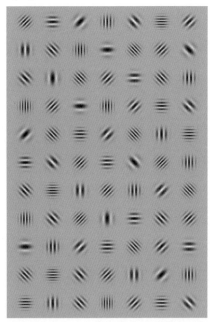

Q. 어떤 법칙에 따라 모양이 늘어서 있습니다. ?칸에는 A~D 중 무엇이 들어갈까요?

정답 ←

빨간색 선의 좌우(상하)에 무늬가 대칭되고 있습니다.

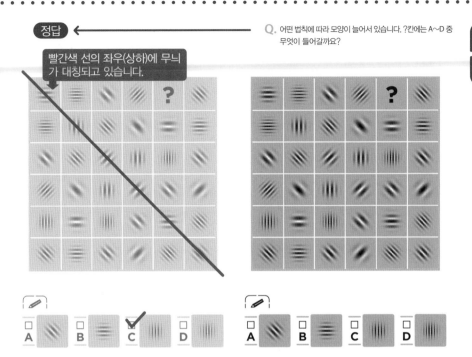

A ☐ B ☐ C ✔ D ☐

A ☐ B ☐ C ☐ D ☐

정답 ←

Q. 어떤 법칙에 따라 모양이 늘어서 있습니다. ?칸에는 A~C 중 무엇이 들어갈까요? 단, 모양은 좌우로 회전할 수 있습니다.

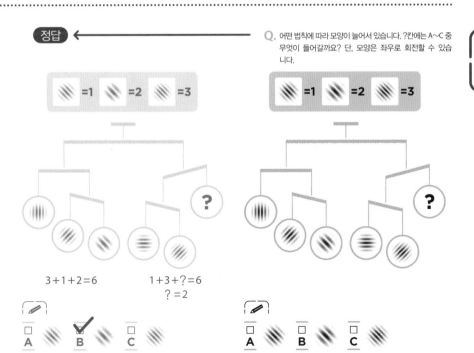

3+1+2=6   1+3+?=6
?=2

A ☐ B ✔ C ☐

A ☐ B ☐ C ☐

정답 ←

Q. 아래의 수식을 풀어 보세요. 단, 방향이 달라져도 줄 수가 같으면 같은 숫자로 계산합니다.

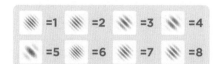

정답 ←

Q. 무게가 무거운 순으로 1부터 4까지 빈칸에 숫자를 써 보세요. 단, 모양이 회전해도 무게는 같습니다.

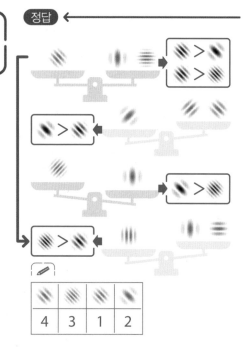

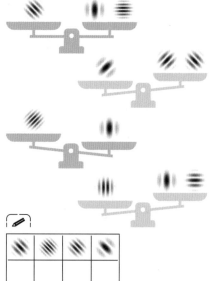

정답 ← Q. 아래에 표시된 순서를 반복해 GOAL까지 나아가세요.

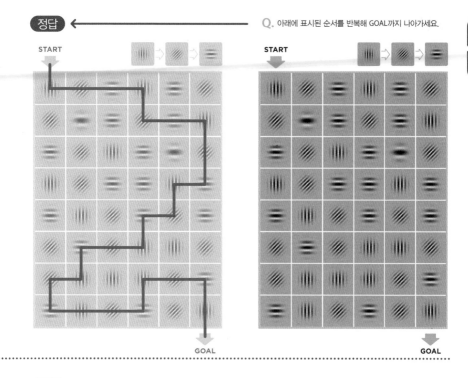

정답 **화살 (화살표)** ← Q. 어떤 모양을 같은 것끼리 선으로 연결하면 하나의 도형이 완성됩니다. 어떤 도형일까요? 단, 삼각형과 사각형은 아 닙니다.

※화살깃, 입을 벌린 물고기, 여우로도 볼 수 있어요!

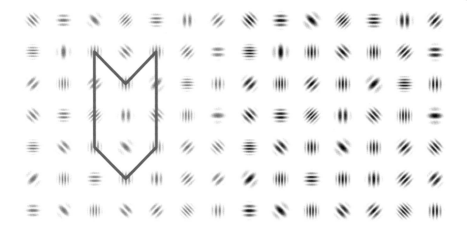

정답 ←————————————— **Q.** A와 B를 비교해 틀린 모양 세 가지를 찾아보세요.

A 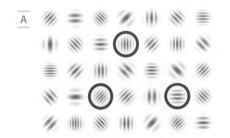   A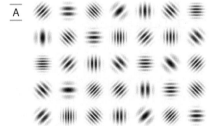

B 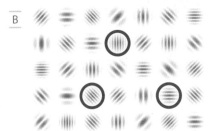   B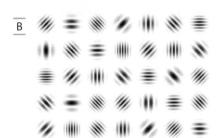

정답 ←————————————— **Q.** 위쪽 그림에는 있고, 아래쪽 그림에는 없는 모양을 찾으세요. 단, 모양은 좌우로 회전할 수 있습니다.

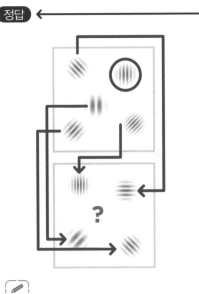   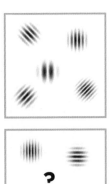

□   ✓   □   □
A   **B**   **C**   **D**

□   □   □   □
A   **B**   **C**   **D**

정답 ←———————————— Q. 위쪽 그림에는 있고, 아래쪽 그림에는 없는 모양을 찾으세요. 단, 모양은 좌우로 회전할 수 있습니다.

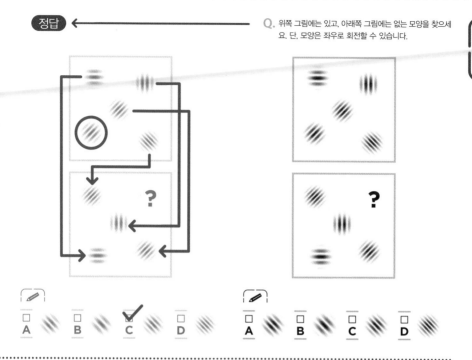

정답 ←———————————— Q. 모양의 조합이 같은 그룹을 찾아보세요. 단, 모양은 좌우로 회전할 수 있습니다.

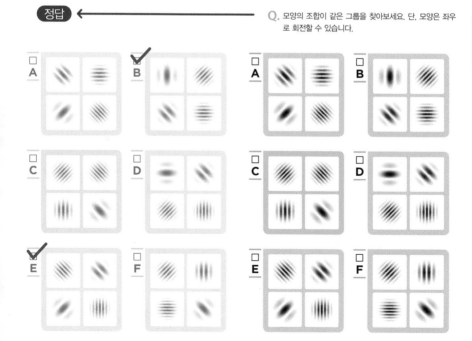

정답 ←

Q. 줄의 개수가 같은 모양끼리 선으로 이어 연결하세요. 단,
한 칸당 한 번만 지나갈 수 있으며 모양이 있는 칸은 지나
갈 수 없습니다.

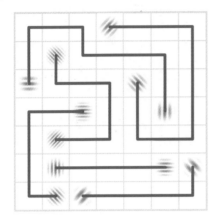

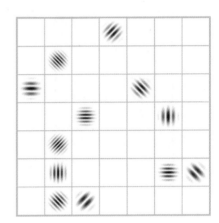

정답 ←

Q. 어떤 법칙에 따라 모양이 늘어서 있습니다. ?칸에는 A~D 중
무엇이 들어갈까요?

2열로 만들어진 그룹이 오른쪽으로 옮겨질
때마다 한단 씩 밑으로 내려갑니다.

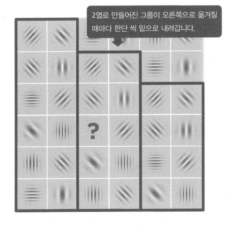

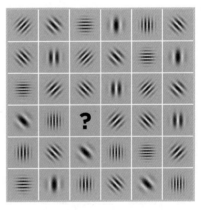

A

□
B

□
C

☑
D

A

□
B

□
C

□
D

정답 ←

Q. 어떤 법칙에 따라 모양이 늘어서 있습니다. ?칸에는 A~D 중 무엇이 들어갈까요? 단, 모양은 좌우로 회전할 수 있습니다.

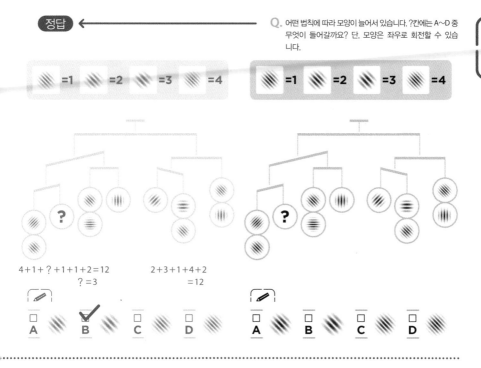

4+1+ ? +1+1+2=12
? =3

2+3+1+4+2
=12

☐ A   ☑ B   ☐ C   ☐ D

☐ A   ☐ B   ☐ C   ☐ D

정답 ←

Q. 무게가 무거운 순으로 1부터 4까지 빈칸에 숫자를 써 보세요. 단, 모양이 회전해도 무게는 같습니다.

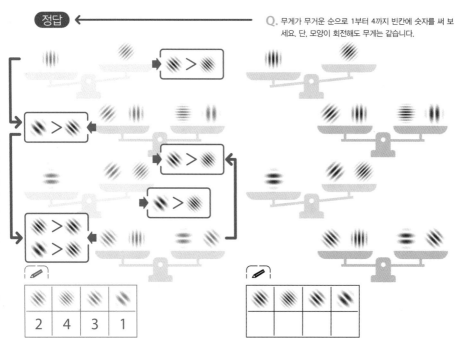

2	4	3	1

정답 ←

Q. 아래에 표시된 순서를 반복해 GOAL까지 나아가세요.

정답 ←

Q. 아래 그림에서 좋아하는 모양을 선택해 그것과 같은 모양을 전부 찾아보세요. 모두 찾으면 다른 모양을 선택해 같은 절차를 반복하세요.

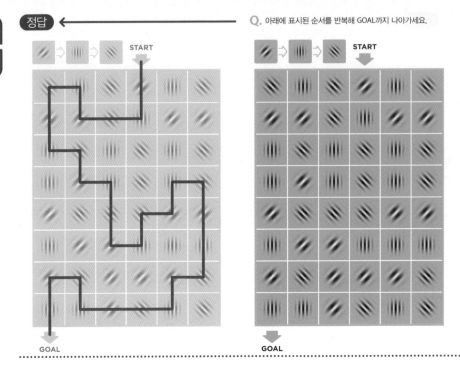

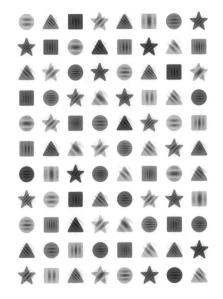

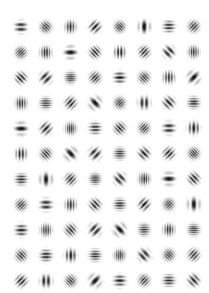

정답 ←

Q. 아래 그림에서 좋아하는 모양을 선택해 그것과 같은 모양을 전부 찾아보세요. 모두 찾으면 다른 모양을 선택해 같은 절차를 반복하세요.

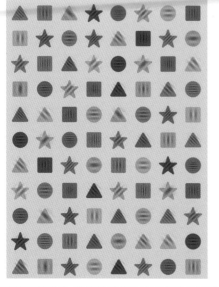
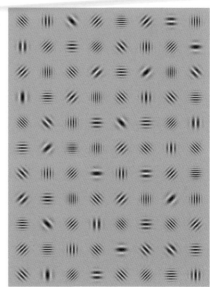

정답 다이아몬드 ←

※튤립, 거꾸로 된 오각형으로도 볼 수 있어요!

Q. 어떤 모양을 같은 것끼리 선으로 연결하면 하나의 도형이 완성됩니다. 어떤 도형일까요? 단, 삼각형과 사각형은 아닙니다.

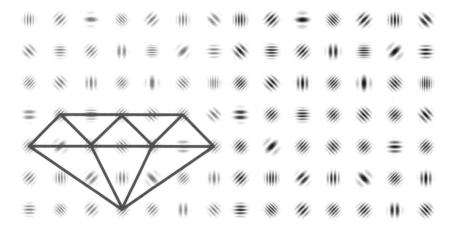

| 마치며 |

여기까지 와주셔서 감사합니다. '가보르아이'의 여정은 어떠셨나요? 이 방법은 시력이 아무리 나빠도 반드시 좋아진다든지, 근시나 노안을 단번에 개선한다든지, 질병도 고칠 수 있다는 의미의 치료법은 아닙니다. 어디까지나 아무 시술이나 수술 없이 스스로 시력을 개선하는 방법이므로, 순식간에 놀라운 효과를 기대할 수는 없습니다.

꾸준히 실천해 주신 피험자의 소감을 모은 결과 70% 이상이 '시작하기 전보다 잘 보인다'라고 대답한 것으로 드러났습니다. 효과의 지표는 '시력검사'라는 수치의 세계만이 아닙니다. 일상생활에서 효과를 체감하시는 분들도 많지요. 전보다 책을 읽는 것이 편해졌다든지, 신문을 읽기 편해졌다, 어깨 결림이 완화되었다 등 긍정적인 후기를 많이 들었습니다.

시력이 나빠진 것을 알게 된 순간부터 조금이라도 개선하기 위해 방법을 찾는 사람들이 많이 있습니다. 이럴 때 안과의사로서는 수술이나 약 복용이 최선이라고 조언해 드리는 것이 편합니다. 그러나 그렇게 조언해 드리면 '근거가 없는', '하기 쉬운 방법'을 찾는 사람이 꼭 나타납니다. 그러한 방법은 대부분 위험성이 동반되어 있지요. 건강을 해치는 위험성, 경제적으로 타격을 주는 위험성… 그러나 '조금이라도 효과가 있다면야'라고 위험성을 외면하고 안이한 방법에 몰두

하는 사람을 볼 때마다 저는 어찌할 수 없이 답답해졌습니다.

아예 아무런 노력 없이 효과를 볼 수 있는 치료법은 존재하지 않습니다. 그래서 저는 '그저 그렇다'라는 생각이 들더라도, 어느 정도 근거가 있고 효과를 기대할 수 있는 책을 펴내겠다고 생각하며 집필 활동을 계속해 왔습니다.

물론 이 책을 좋아해 주시는 분들도, 효과가 없다는 분들도 있겠지요. 그렇지만 이 책을 펴냄으로써 조금이라도 세상을 좋은 방향으로 움직이게 할 수 있다면 그것만으로도 충분합니다.

퍼즐을 만드는 데 힘을 써주신 기타무라 료코 씨, 내용을 알기 쉽게 편집해 주신 야마모리 마이 씨, 연구에 협조해 주신 사이노쿠니히가시오미야 메디컬센터 여러분, 제 직장인 니혼마쓰 안과병원 동료 여러분, 저를 지탱해 준 가족, 그리고 조언해 주신 여러분께 감사의 인사를 전하고 싶습니다. 이 책을 계기로 많은 분이 눈의 소중함을 느끼셨으면 좋겠습니다. 만약 조금이라도 눈에 이상한 증상이 있다면 주저하지 마시고 안과를 방문해 증상을 해결하세요. 평생 건강한 눈으로 살아갈 수 있는 사람들이 많아지기를 기원합니다.

참고 문헌

1) Improving myopia via perceptual learning: is training with lateral masking the only (or the most) efficacious technique? Camilleri R, Pavan A, Ghin F, Campana G. Atten Percept Psychophys. 2014 Nov;76(8):2485–94.

2) Computer-based primary visual cortex training for treatment of low myopia and early presbyopia. Durrie D, McMinn PS. Trans Am Ophthalmol Soc. 2007;105:132–8;

Making perceptual learning practical to improve visual functions. Polat U. Vision Res. 2009 ;49(21):2566–73

Training the brain to overcome the effect of aging on the human eye. Polat U, Schor C, Tong JL, Zomet A, Lev M, Yehezkel O, Sterkin A, Levi DM. Sci Rep. 2012;2:278.

Improving vision among older adults: behavioral training to improve sight. DeLoss DJ, Watanabe T, Andersen GJ. Psychol Sci. 2015 Apr;26(4):456–66.

Vision improvement in pilots with presbyopia following perceptual learning. Sterkin A, Levy Y, Pokroy R, Lev M, Levian L, Doron R, Yehezkel O, Fried M, Frenkel-Nir Y, Gordon B, Polat U. Vision Res. 2017 : S0042–6989(17)30205–5.

Gains following perceptual learning are closely linked to the initial visual acuity. Yehezkel O, Sterkin A, Lev M, Levi DM, Polat U. Sci Rep. 2016 Apr 28;6:25188

Perceptual learning in children with visual impairment improves near visual acuity. Huurneman B, Boonstra FN, Cox RF, van Rens G, Cillessen AH. Invest Ophthalmol Vis Sci. 2013 Sep 17;54(9):6208–16.

Vision restoration training for glaucoma: a randomized clinical trial. Sabel BA, Gudlin J. JAMA Ophthalmol. 2014 Apr 1;132(4):381–9.

Computer based vision restoration therapy in glaucoma patients: a small open pilot study. Gudlin J, Mueller I, Thanos S, Sabel BA. Restor Neurol Neurosci. 2008;26(4–5):403–12.

Vision restoration after brain and retina damage: the "residual vision activation theory". Sabel BA, Henrich-Noack P, Fedorov A, Gall C. Prog Brain Res. 2011;192:199–262

Michele Brollo et al.Perceptual learning improves contrast sensitivity, visual acuity, and foveal crowding in amblyopia. Restor Neurol Neurosci 2017;35(5):483–496

Jenni Deveau et al.Improved vision and on-field performance in baseball through perceptual learning. Curr Biol. 2014 Feb 17;24(4):R146–7

Xiang-Yun Liu et al.Dichoptic Perceptual Training in Children With Amblyopia With or Without Patching History. Invest Ophthalmol Vis Sci. 2021 May; 62(6): 4.

문헌 2)는 맨눈 시력의 개선을 인정한 자료입니다(교정시력의 개선은 성인 저시력에 관한 연구가 있습니다). 비개입군과도 비교했는데 아무 것도 하지 않은 사람은 시력 개선을 인정받지 못했습니다. 조절·굴절이라고 하는 눈의 지표는 변화되지 않았으므로 뇌에 의한 영향이라 생각합니다. 가보르아이는 이러한 연구 방법을 응용한 결과입니다. 단, 시력은 0.1 이상 있어야 개선이 기대됩니다.

핸드폰, 태블릿, PC를 사용해 언제 어디서나 !

가보르아이 **핸디북**

자투리 시간을 활용해 '가보르아이'를 실천하고 싶은데 책을 두고 나와 하지 못할 때가 종종 있습니다. 꾸준히 하기 위해서는 언제 어디서나 할 수 있다면 정말 좋겠죠. 그래서 특별히 가보르아이 핸디북을 마련했습니다. 가보르아이 핸디북을 활용하면 핸드폰이나 태블릿으로 언제 어디서든 실천할 수 있거니와, 자투리 시간에 컴퓨터로도 볼 수 있습니다. 단, 이 역시도 충분한 효과는 있으나 높은 효과를 얻기 위해서는 종이책으로 하시는 편이 좋습니다. 집에서는 종이책, 외출할 때는 가보르아이 핸디북을 활용하는 등 상황에 맞게 나눠서 사용해보세요. 가보르아이 핸디북은 아래 QR코드 혹은 URL에서 다운로드 할 수 있습니다. 비밀번호는 22p에 기재되어 있습니다.

※정답은 수록되어 있지 않습니다. 종이책으로 확인하시기를 부탁드립니다.
※ 가보르아이 핸디북은 일본어로만 제공 됩니다. 독자 여러분의 양해를 부탁드립니다.

URL   https://ul.sbcr.jp/gabor—sp

하루 3분, 눈이 좋아지는 기적의 그림

초판인쇄 2024년 06월 28일
초판발행 2024년 06월 28일

지은이 히라마쓰 루이
옮긴이 일본콘텐츠전문번역팀
발행인 채종준

출판총괄 박능원
국제업무 채보라
책임번역 가와바타 유스케
책임편집 조지원
디자인 홍은표
마케팅 전예리 · 조희진 · 안영은
전자책 정담자리

브랜드 라라
주소 경기도 파주시 회동길 230 (문발동)
투고문의 ksibook13@kstudy.com

발행처 한국학술정보(주)
출판신고 2003년 9월 25일 제406-2003-000012호
인쇄 북토리

ISBN 979-11-7217-292-3 13510

라라는 건강에 관한 도서를 출간하는 한국학술정보(주)의 출판 브랜드입니다.
라라란 '흥겹고 즐거운 삶을 살다'라는 순우리말로,
건강을 최우선의 가치로 두고 행복한 삶을 살자는 의미를 담고 있습니다.
'건강한 삶'에 대한 이정표를 찾을 수 있도록, 더 유익한 책을 만들고자 합니다.

「노안 측정용」시력 검사표

- 30cm떨어진 곳에서 이 시력 검사표를 봅니다.
- 구멍이 나 있는 방향이 어느 방향인지를 체크합니다. 구멍이 나 있는 방향이 보이는 가장 작은 지점에 해당하는 숫자가 시력입니다.
- 오른쪽 눈, 왼쪽 눈, 양쪽 눈으로 체크해 보세요.

※안경 및 콘택트렌즈를 착용한 채 측정해도 괜찮습니다. 단, 돋보기 안경은 벗고 측정하셔야 합니다.

※근시를 측정할 때는 근시 측정용 시력 검사표를 활용해 주세요.

「근시 측정용」시력 검사표

- 3미터 떨어진 곳에서 이 시력 검사표를 봅니다.
- 구멍이 나 있는 방향이 어느 방향인지를 체크합니다. 구멍이 나 있는 방향이 보이는 가장 작은 지점에 해당하는 숫자가 시력입니다.
- 오른쪽 눈, 왼쪽 눈, 양쪽 눈으로 체크해 보세요.

※점선에 따라 잘라서 벽에 걸어 사용하세요.

※안경 및 콘택트렌즈는 되도록 착용하지 마세요. 단, 시력이 0.1 이하일 때는 착용한 채 측정해도 괜찮습니다.

※노안을 측정할 때는 노안 측정용 시력 검사표를 활용해 주세요.

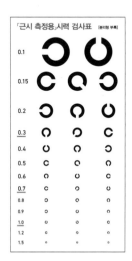

「노안 측정용」시력 검사표 [부록]

0.1	◯	C	◯
0.2	C	◯	◯
0.3	◯	◯	c
0.4	◡	c	◡
0.5	c	◡	◡
0.6	◦	◦	c
0.7	c	◦	◦
0.8	◦	c	◦
0.9	◦	◦	◦
1.0	◦	◦	◦